JN025603

川畑直人・大島剛・郷式徹［監修］
公認心理師の基本を学ぶテキスト

16

健康・医療心理学

ウェルビーイングの心理学的支援のために

古賀恵里子・今井たよか［編著］

ミネルヴァ書房

公認心理師の基本を学ぶテキスト
監修者の言葉

　本シリーズは，公認心理師養成カリキュラムのうち，大学における必要な科目（実習・演習は除く）に対応した教科書のシリーズです。カリキュラム等に定められた公認心理師の立場や役割を踏まえながら，これまでに積み上げられてきた心理学の知見が，現場で生かされることを，最大の目標として監修しています。その目標を達成するために，スタンダードな内容をおさえつつも，次のような点を大切にしています。

　第一に，心理学概論，臨床心理学概論をはじめ，シリーズ全体にわたって記述される内容が，心理学諸領域の専門知識の羅列ではなく，公認心理師の実践を中軸として，有機的に配列され，相互連関が浮き出るように工夫しています。

　第二に，基礎心理学の諸領域については，スタンダードな内容を押さえつつも，その内容が公認心理師の実践とどのように関係するのか，学部生でも意識できるように，日常の生活経験や，実践事例のエピソードと関連する記述を積極的に取り入れています。

　第三に，研究法，統計法，実験等に関する巻では，研究のための研究ではなく，将来，公認心理師として直面する諸課題に対して，主体的にその解決を模索できるように，研究の視点をもって実践できる心理専門職の育成を目指しています。そのために，調査や質的研究法の理解にも力を入れています。

　第四に，心理アセスメント，心理支援をはじめとする実践領域については，理論や技法の羅列に終わるのではなく，生物・心理・社会の諸次元を含むトータルな人間存在に，一人の人間としてかかわる専門職の実感を伝えるように努力しています。また，既存の資格の特定の立場に偏ることなく，普遍性を持った心理専門資格の基盤を確立するよう努力しています。さらに，従来からある「心理職は自分の仕事を聖域化・密室化する」という批判を乗り越えるべく，多職種連携，地域連携を視野に入れた解説に力を入れています。

第五に，保健医療，福祉，教育，司法・犯罪，産業といった分野に関連する心理学や，関係行政の巻では，各分野の紹介にとどまるのではなく，それぞれの分野で活動する公認心理師の姿がどのようなものになるのか，将来予測も含めて提示するように努力しています。

　最後に，医学に関連する巻では，心理職が共有すべき医学的知識を紹介するだけでなく，医療領域で公認心理師が果たすべき役割を，可能性も含めて具体的に例示しています。それによって，チーム医療における公認心理師の立ち位置，医師との連携のあり方など，医療における心理職の活動がイメージできるよう工夫しています。

　心理職の仕事には，①プロティアン（状況に応じて仕事の形式は柔軟に変わる），②ニッチ（既存の枠組みではうまくいかない，隙間に生じるニーズに対応する），③ユビキタス（心を持つ人間が存在する限り，いかなる場所でもニーズが生じる），という3要素があると考えられます。別の言い方をすると，心理専門職の仕事は，特定の実務内容を型通りに反復するものではなく，あらゆる状況において探索心を持ちながら，臨機応変に対処できること，そのために，心理学的に物事を観察し理解する視点を内在化していることが専門性の核になると考えます。そうした視点の内在化には，机上の学習経験と「泥臭い」現場の実践との往還が不可欠であり，本シリーズにおいては，公認心理師カリキュラムの全科目において，学部生の段階からそうした方向性を意識していただきたいと思っています。

　公認心理師の実像は，これから発展していく未来志向的な段階にあると思います。本シリーズでは，その点を意識し，監修者，各巻の編集者，執筆者間での活発な意見交換を行っています。読者の皆様には，各巻で得られる知識をもとに，将来目指す公認心理師のイメージを，想像力を使って膨らませていただきたいと思います。

　　2019年2月

　　　　　　　監修者　川畑直人・大島　剛・郷式　徹

目　次

序　章　　公認心理師と健康・医療心理学

古賀恵里子・今井たよか

> 序章では，まず健康・医療心理学が扱う課題について概観する。健康・医療心理学は，心身の健康と不調にかかわる広範囲な事項を含む。本書では，その中から，保健医療分野における公認心理師の実践に不可欠なテーマを取り上げた。本章ではその構成を紹介する。また，保健医療分野での業務を実践するにあたっては，「現場」の中で，公認心理師として何をタスクとするべきなのかをつねに考え続けることが大切である。このタスクについて考えるために必要な，公認心理師の基本的姿勢のいくつかについても，本章で紹介する。

1　健康心理学・医療心理学と公認心理師

1-1　公認心理師法制定の目的

　公認心理師法第1条に「この法律は，公認心理師の資格を定めて，その業務の適正を図り，もって国民の心の健康の保持増進に寄与することを目的とする」とある通り，公認心理師は，「国民の心の健康の保持増進」を業務の目的として定められた資格である。

　公認心理師のカリキュラムは，この目的のために，公認心理師法第2条の公認心理師の定義に掲げられた四つの行為[1]を適切に実践できる能力を養成するものである。本書で学ぶ「健康・医療心理学」は，公認心理師が実際に業務を行う主要な五つの分野，①保健医療，②教育，③福祉，④司法・犯罪，⑤産業・労働のうちの一つに関する科目である。このうち本書で扱う①保健医療分野は，

「心の健康の保持増進」そのものを一義的な目的とした業務を多く含み，また，分野内のすべての業務が「心の健康」と密接に関係しているという特徴を持つ。

1-2　保健医療とはどんな分野か

　保健医療は，人々の健康に直接的にかかわる分野である。人は，受精してから死に至るまで，様々な健康上の変化や危機に直面する。健康は，人間の幸福に大きな影響を与える。そこで，近年ではWHOの定義（本書第1章参照）による，身体的・精神的・社会的**ウェルビーイング**（well-being）の状態，すなわち，身体的にも精神的にも社会的にも十分に満たされた状態を保持増進することが，保健医療分野の目標とされている。

　では，健康ではない状態とはどんな状態であろうか。まず，病気にかかったり，けがをしたりしている状態が考えられる。それから，疲労やストレスのために様々な症状が出ている状態が考えられる。さらに，長期的に見た場合に健康を損なう可能性の高い生活習慣をやめられないでいる人が，かなりの割合で存在している。また，児童虐待や貧困などの社会的問題も，心身の健康に困難を生じる大きな要因となっている。

　そもそも人は，誕生の前後，すなわち妊娠・出産から育児の時期において，母子ともに健康にきめ細かい配慮の必要な状態に置かれる。そして，すべての人は最終的に死に至るが，その死の瞬間まで，より健康で幸福な状態を求めるところに，人としての尊厳がある。**生物―心理―社会モデル**（BPSモデル：bio-psycho-social model）（Engel, 1977）から**全人的**にみたとき，たとえ身体的には慢性的な状態，あるいは悪化していく状態にあっても，心理社会的なウェルビーイングを保持増進するために，保健医療分野が果たさなければならない役割は数多くある。

　➡1　四つの行為とは，①心理に関する支援を要する者の心理状態を観察し，その結果を分析すること，②心理に関する支援を要する者に対し，その心理に関する相談に応じ，助言，指導その他の援助を行うこと，③心理に関する支援を要する者の関係者に対し，その相談に応じ，助言，指導その他の援助を行うこと，④心の健康に関する知識の普及を図るための教育及び情報の提供を行うこと，をいう。

　保健医療分野において，全人的なウェルビーイングの状態を具体的に評価し，チームで共有するために有用な指標が，QOL（quality of life）である（島田，2012）。QOL は「生活の質」と訳されることが多いが，英語の"life"は，生活・生命・生涯等，生命活動全体を含んだ多義的な用語である点が重要である。保健医療分野は，傷病の医学的な治療をその柱の一つとしながら，人の生命活動全体の質的な向上を視野に入れた貢献を求められている。

　このように，人間の生命活動に直接的にかかわりながらウェルビーイングの保持増進を目指す保健医療分野の責任は重い。そのため，その業務の基礎として，患者／クライエントの人権や安全をどのように守るかという**医療倫理**や**患者安全**の問題を欠かすことはできない。医療倫理については，公認心理師の他の分野の業務と共通する課題に加えて，高度化する医療における生命倫理や臨床倫理の様々な論点も含まれる。また，患者の安全配慮については，多職種チームによる組織的な取り組みの積み重ねが不可欠である。

1-3　保健医療分野で働く公認心理師

　日本において，保健医療分野を管轄する行政部門は厚生労働省である。保健医療分野は，法的な制度のもとに全国的な指針をもって運営されており，保健分野が主に地域住民全体の公衆衛生，医療分野が主に個別の傷病者の治療を担当する。その担い手としては，保健分野は公的な機関である各自治体の保健所・保健センター等が，医療分野は病院・診療所等の医療提供施設が担っている。実務面からみると，保健分野と医療分野は，つねに支え合う関係にある。

　保健分野の公認心理師の多くは，母子保健や精神保健の現場で業務を行っている。すなわち，保健センターが行う母子保健事業の中で，とくに発達心理学を専門とする公認心理師が，乳幼児健診や**発達相談**，療育などの業務を，保健師や小児科医等との連携によって行っている。また，精神保健福祉センターの公認心理師は，精神保健全般や，ひきこもり，アルコール依存症等のアディクション，自殺対策等の諸課題について，普及啓発・電話相談・家族相談等の業務を，精神保健福祉士や保健師，精神科医等とのチームで行っている。

医療分野の公認心理師は，精神科・心療内科・小児科・産婦人科・皮膚科・緩和ケア等の特定の部門に配属されている場合や，心理部門として独立して病院全体にかかわっている場合，**精神科コンサルテーション・リエゾン**[2]の一端を担っている場合など，位置づけは様々である。とくに近年では遺伝や**遺伝性疾患**に関する**遺伝カウンセリング**や，臓器移植における心理支援など，高度な知識と倫理的配慮を必要とする医療チームの中において，公認心理師が担うことのできる役割が増している。

　このような保健分野と医療分野との密接な連携の中で行われる心理学的支援として，本章のトピックスで，HIV/AIDS の支援を紹介する。公認心理師は，どのような専門的業務を行っていても，人間のウェルビーイングを心理的に支援するために普遍的な視点をもっていることが重要である。

2　現場のニーズにそったアプローチ

2-1　私たちに求められる一次タスクは何か？

　私たち公認心理師が働く現場は多種多様である。公認心理師の資格は領域横断的であり，かつ，それぞれの領域に様々な組織が存在する。本書で紹介する事例においても，新生児を対象にする現場から高齢者対象の現場まで，また，保健センターから総合病院での仕事まで，対象も場も変化に富んでいる。そして，それらの現場で，それぞれの「**一次タスク**（primary task）」が存在する。この「一次タスク」の “primary” には「最も重要な」あるいは「一次的な」という意味が，“task” には仕事・職務・課題などの意味がある。ロバーツ（Roberts, 2006 武井監訳 2014）は「目標は，事業が意図する方向性の大枠を示したものであり，一次タスクは，そのシステムがこの目標に向かって取り組む方法を述べたものである」と，目標との関係で一次タスクを定義している。

➡ **2**　精神科医，看護師，公認心理師等からなる精神科専門チームが，様々な診療科との連携によって，身体疾患や認知症等の患者の精神的ケアに必要なアセスメントや助言等を行うこと。この分野をリエゾン精神医学ともいう。

　たとえば，ある精神科病院における急性期入院治療の目標は，入院してくる患者の症状を軽減または消退させて精神的安定を取り戻してもらい，その患者が普段の生活に戻ることを促進することとしている。この病棟のスタッフは，目標を達成するために，個々の入院患者が自分の治療目標をしっかり把握して治療に取り組むことを促進するというタスクに臨む必要がある。そして，このタスクを担う役割を通して患者や他のスタッフとかかわっていくことになる。

　しかしながら，現場では「地域で生活することが困難な人を病院で保護して世話する役割」を，知らず知らずのうちに担わされているかもしれない。また，ある公認心理師にとっては「特定の心理療法のスキルをいかに身につけ熟練者になるか」が，患者の治療よりも重要なタスクになってしまうこともあるかもしれない。

　私たちは公認心理師として，自分が属する現場の一次タスクを念頭において，それを遂行するためには，自分は**全体としての組織**の中でどのように動くことがよいのか，他のスタッフといかに役割を分担することが必要かなどを考え続ける必要がある。当然ではあるが，臨床現場においては，公認心理師の自己実現が一次タスクではないことは肝に銘じてほしい。

2-2　心理学的支援法をどのように用いるか

　上述したように，公認心理師による特定の心理学的支援法の選択が，患者のニーズや組織の一次タスクに優先されることがあってはけっしてならない。高林（2018）は「支援とは特別な技法や理論を患者に当てはめていくことではない」と注意喚起している。

　また，公認心理師は支援対象者を症状や問題のみでとらえるのではなく，生物―心埋―社会モデルの視点から，全人的存在としてとらえ，その人との関係を構築しなければならない。私たちの目の前にいる人は，「肺がんの患者」ではなく，「肺がんという病を抱えたAさん」なのである。Aさんにはこれまでの歴史があり，社会的役割や生活がある。Aさんは独自の考え方や感じ方をもつ一人の人である。

楡木（1991）が「病を治すのは患者自身の意思によるもの」というように，病や問題を解決する，あるいは向き合っていく原動力は支援対象者の中にあることを忘れてはならない。専門職である支援者は往々にして，患者／クライエントのもつ力を低く見積もりがちであるが，患者／クライエントの力を引き出すことこそが公認心理師に求められている役割である。

　本書においては，各執筆者がそれぞれの現場において必要とされる一次的タスクをふまえながら，その心理学的支援法について具体的に例示している。

2-3　チームの中の公認心理師（多職種連携と地域連携）

　一人の患者／クライエントとかかわるときには，その人の周囲に存在する他者，属する集団，そして環境を考える必要がある。公認心理師と患者／クライエントの関係は**全体の布置**の中の一側面である。「私がこの人を援助する」ではなく，全体の布置を適切に把握して，その中で「私はどんな役割を果たすことができるのか」と考える姿勢を保ちたい（藤田・古賀，2008）。

　全体の布置の中で**連携**を行うことは公認心理師の義務である。公認心理師法第4章「義務等」第42条第1項では「公認心理師は，その業務を行うに当たっては，その担当する者に対し，保健医療，福祉，教育等が密接な連携の下で総合的かつ適切に提供されるよう，これらを提供する者その他の関係者等との連携を保たなければならない」と定めている。さらに，同条第2項では「心理に関する支援を要する者に当該支援に係る主治の医師があるときは，その指示を受けなければならない」とある。医師がつねに直接的・間接的にチーム内に存在する保健医療分野においても，連携の義務をどう機能させるかについてたえず意識する必要がある。

　多職種連携を有効に機能させるためには，上述したように，まず自分が働く組織の全容を知る。そして，その組織内にどのような部署があるのか，それぞれの部署の役割はどのようなことか，その部署はどのような専門職種，あるいは専門職以外のスタッフで構成されているのか。さらには，一つの部署と他の部署との関係はどうなのか，そして全体を包括するリーダーシップは誰によっ

てどのように機能しているのか等をふまえたうえで，公認心理師に付与されている**権限**の範囲を把握しておく必要がある。

　同様に，地域連携を考える際にも，自分の組織はどのような特徴をもつ地域に存在しているのか，その地域内でどのような役割・機能を期待されているのか，自分たちの組織以外にはどのような組織・資源があるのか，そして組織間のつながりや役割分担の様子はどのようになっているかを押さえておく必要がある。津川・岩滿（2018）は「どの医療機関でも共通する大前提がある。それは，コミュニティの中に医療機関があるという事実である」と述べている。ここでは，「医療機関」と記されているが，当然，保健・福祉・教育等の多領域にも当てはまる。

　そのうえで，連携のためのチームをどのように作っていくのか（**チーム・ビルディング**）を考えることになる。様々な現場で，どのようにチームの連携が組み立てられ，展開しているのかに関する具体的な例示は，本書の各章で紹介されるが，ここでは**多職種連携**の難しさやチームが陥りやすい落とし穴についてふれておきたい。

　公認心理師の資格ができて，「多職種連携」「**地域連携**」があらゆるテキストや文献で取り上げられるようになった。そのような状況の中で，大学や大学院で心理学を学び，将来，公認心理師を目指そうとする人たちの中には，あたかも既成のセットとしての「チーム」や「連携」のイメージをもつ人もいるかもしれないが，それは現実からとても遠い。チームをつくり上げ連携を機能させるプロセスは，一筋縄ではいかないことが多い。また，患者／クライエントの抱える問題が深刻で重篤であればあるほどチーム連携の必要性は高いが，同時に機能するまでの困難も多い。

　では，チーム・ビルディングの過程でどのようなことが起こりやすいのか，筆者の経験やヒンシェルウッド（Hinshelwood, 2001）の理論から，いくつかの注意すべき現象を紹介しておきたい。

　①個々のスタッフが自分の意思決定を回避して，特定の人に権限を集中させて依存する。たとえば，「病棟医がきちんとした方針を立ててくれたらそれで

うまくいくはず」など。

②自分がいかに患者／クライエントにとって重要な存在であるかを競い合いアピールする。どれだけ多くの情報をもっているかを誇示する。

③表面的な友好的態度や同調。じつは様々な葛藤や考え方の差異が生じているにもかかわらず，それを否認して，ことを荒立てないように話し合いが進む。

④全体としての問題意識と目標，一次タスクが共有されずに，個々の部署あるいは個々のスタッフが自分の方針で動いてしまう。

チームや連携は，一旦でき上がればそれで終わりというものではない。治療・援助のプロセスによって，同じチーム内でもリーダーシップの位置や役割分担の様相が変化し，チーム構成が変わることもある動的なプロセスである。

精神科デイケアを立ち上げた経験をもつ精神科医の田原（1999）が「互いの専門性に一目置ける**間柄**を作り上げることが，職種の異なる人々がチームを作る上で基本的に重要なことであることに気付くことができた」と述べているのは興味深い。チームが機能する基盤は自分の役割，他のチームメンバーの役割を認識したうえでの生身の関係性なのである。

3　多層的で動きのあるアセスメント

3-1　何をアセスメントするのか？

公認心理師は，自分たちの援助対象者を全人的存在として理解していく姿勢を保持しなければならないことは 2-2 で述べた。心理的視点からのみでなく，社会的視点，生物学的視点，ときには実存的視点からも考え続ける必要がある。

アセスメントはいずれの領域においても，援助開始に先立つ業務である。当然ながら，アセスメントとは公認心理師の仕事のみに生かされるのではなく，その組織の一次タスクを達成するために活用される。アセスメントの方法としては，面接・観察・心理検査が挙げられるが，いずれの方法においてもその主要なツールは対象者と公認心理師との**関係性**である。検査用具が主役ではない。

また，アセスメントの対象は，患者／クライエント個人のみだけでなく，公

認心理師もその一員である援助チームや組織全体にも及びうる。

3-2　個人と集団を縦横に行き来する

グループ・ダイナミクスの考えを提唱したレビン（Lewin, K.）は，「心理学的現象を心理学的場（**生活空間**）における諸要因の力学的関係によって捉えようとする**場理論**」を提唱した（黒石，2003）。生活空間においては，人（Person：P）と環境（Environment：E）は相互依存的であり，行動（Behavior：B）は人（P）と環境（E）の関数，つまり，B＝F（P，E）である（Lewin, 1997 猪股訳2017）。個人の行動は，その人と，その人が置かれている環境との関係から予測されるという考え方である。

個人をアセスメントするときに，その人の認知機能の特徴や個人の精神力動を理解することは大切であるが，それと同時に，その人が環境との相互作用を通じてどのような表現・行動を生じさせているのかを見極める目をもつことで，多面的・重層的に対象者を知ることができる。また，より有効な援助を展開するために必要な環境を，チームがどのように設定するのがよいのかを考える手がかりにすることができる。

4　本書の構成と各章の紹介

本書では，健康心理学と医療心理学の幅広い領域の中から，保健医療分野における公認心理師の実務につながるテーマを選び，それらを3部に分けて構成した。各章では，基本となる知識や考え方を紹介すると同時に，架空事例を用いて公認心理師の業務の実際を思い描きやすいように工夫している。

4-1　健康心理学の視点と公認心理師

第Ⅰ部では，健康心理学の中から，「ライフサイクル」「ストレス」「生活習慣」の三つを選んで，各章のテーマとした。

第1章では，人の心身の健康の課題が，生涯という時間軸に沿ってどのよう

に変化するかを，エンゲル（Engel, G. L.）の**生物―心理―社会モデル**およびエリクソン（Erikson, E. H.）の**ライフサイクル**論にもとづいて概観する。心身を総合的に見ていくことや，生涯発達という長期的な視野をもつことは，傷病の治療という，人生の特別な一場面に限定的にかかわることの多い保健医療分野では，とくに意識しておかなくてはならない心理学的視点である。

第2章では，心と身体の相関関係の観点から，**ストレス**と**心身症**を取り上げる。前半は，ストレスの仕組みと**コーピング**，ストレス関連疾患等の基本事項について解説する。後半では，身体的症状にかかわる心理支援の留意点についてまとめる。

第3章では，近年重視されている**健康寿命**と関連の深い**ヘルスプロモーション**（健康増進）について，**予防**と**行動変容**の観点から取り上げる。その中で，日常生活における個人の行動変容が病状に大きく影響する疾患の一例として，**糖尿病**を紹介する。[3]

4-2　医療分野における専門治療と公認心理師

第Ⅱ部では，主として医療分野における公認心理師の役割を学ぶ。

第4章では，人の出発点である妊娠・出産・育児期のケアについて学ぶ。赤ちゃんのケアは，親や家族のケアと一体であり，妊娠・出産・子育てが行われる場全体への心理学的支援が必要となる。第4章の前半では，**周産期医療**における公認心理師の実践を紹介し，後半では，地域の保健・福祉分野における継続的な**子育て支援**について見ていく。

第5章では，子どもの心理発達支援について，子どもが幸福に生きることができているかどうかを，子ども自身の体験から考える視点を学ぶ。**アタッチメント**，**発達障害**，**心的外傷（トラウマ）**について概観し，小児科と児童精神科の実践を紹介する。

➡ **3**　糖尿病をはじめ，生活習慣の影響が大きいとされるいくつかの疾患について，従来は「生活習慣病」という用語が使用されてきたが，用語としての問題点が近年論じられているため，第3章ではこの用語を用いずに，健康増進の観点を紹介する。

　次に第6章では，身体疾患の医療にかかわる心理支援から，とくに**がん**と**難病**を取り上げる。がんや難病の領域においては，病を抱えながら長期間生存することが可能になりつつあり，それぞれの患者の状況に応じた心理学的支援が求められている。また，終末期の悲嘆の問題にもふれる。コラムでは「**意思決定支援**」を取り上げる。

　第7章と第8章では，日本の精神科医療の特徴と，その中での公認心理師の役割を考える。「心の健康」が損なわれた場合に，専門的な治療を集中して行う場は，本来，精神科医療である。しかし，日本の精神科医療は，けっして患者の回復を全人的に尊重してきたとはいえない歴史を背負っている。公認心理師には，これからの精神科医療の中で，保健や福祉，さらに地域の様々な資源と協働しながら，患者の主体的な幸福に寄与する役割が期待されている。

　第7章では，**統合失調症**等の慢性期の患者のケアについて，精神科病院での入院治療における**治療共同体**の考え方と，**集団精神療法**のアプローチを紹介する。

　第8章では，地域での生活を支える**精神科診療所**と**外来精神医療**の役割を学び，**精神科デイケア**や，**うつ病**からの**リワーク**（職場復帰支援）について紹介する。

　第9章では，精神疾患としては独自の位置を占めてきた**アディクション**と**摂食障害**の心理支援について解説する。ここでアディクション（アルコール・薬物・ギャンブルなどの嗜癖／依存症）と摂食障害を同じ章で紹介するのは，いずれもコントロール障害にかかわっており，医療よりも自助グループや家族支援の果たす役割が大きいためである。

4-3　保健分野の役割と地域支援

　第Ⅲ部では，保健と医療，さらに福祉の連携による全国的な施策が展開している中で，公認心理師の貢献が求められるテーマを取り上げる。

　まず，第10章では，**ひきこもり**の支援を学ぶ。ひきこもりの人が中年期に差しかかるとともに，家族が高齢化しているという今日的課題も含めて，行政がどのような施策を展開しているかを紹介し，その中で，**アウトリーチ**（訪問支

援）も含めて公認心理師に求められるアセスメントや支援を取り上げる。

第11章では，**高齢者**支援を取り上げる。まず，高齢者の身体的・心理的・社会的特徴を理解し，そのうえで**認知症**について学ぶ。高齢者領域の公認心理師には，**認知機能**を中心とした心理検査によるアセスメントを通して，包括的な地域支援に貢献することが求められている。

第12章では，救急医療機関の精神科医療チームにおける公認心理師の実践の視点から，**自殺対策**を学ぶ。自殺を防ぐという大きな課題の中で，公認心理師にできることは限られている。「自殺に傾く人」が，生きるという選択をできるようにする支援について，水際の試行錯誤の中から得られた知見を紹介する。

第13章では，**災害支援**と**支援者のケア**を学ぶ。繰り返される自然災害や人為災害の中で，公認心理師には日頃から災害時の心のケアに対する備えを求められている。本書の他のすべての章と同様に，災害支援においても，多職種チームの中で，組織全体の動きを理解しながら，アセスメントとケアの技能を発揮することが，公認心理師の課題である。

また，専門職として，長い年月の間安定した業務を遂行し続けるために必要となる，**バーンアウト**（燃え尽き症候群）と**セルフケア**の課題については，とくに第6章と第13章でふれている。

5　基礎と実践のための健康・医療心理学

本書は，実践の紹介に重点を置いたため，執筆者の多くが保健医療分野，とくに医療提供施設で実務を行ってきた公認心理師である。大学等でこれから心理支援の実際を学ぼうとする学生の皆さんに，現場の息吹が伝わることを願う。

一方で，基礎心理学としての健康心理学の紹介には，多くの紙幅を割くことができなかった。健康心理学については，島井・永田・小玉（2020）等によって，近年，発展がめざましいポジティブ心理学の視点を学んでおきたい。

引用文献

Engel, G. L.（1977）. The need for a new medical model: A challenge for biomedicine. *Science, New Series, 196*, 129-136.

藤田　保・古賀　恵里子（2008）．医療の現場から――チーム・アプローチの視点――　村瀬　嘉代子・河﨑　佳子（編）　聴覚障害者の心理臨床（pp. 35-54）　日本評論社

Hinshelwood, R. D.（2001）. *Thinking about Institutions: Miliuex and Madness.* London: Jessica Kingsley Publishers.

黒石　憲洋（2003）．集団力学の対象　日本集団精神療法学会（監修）　集団精神療法の基礎用語（p. 183）　金剛出版

Lewin, K.（1997）. *Resolving social conflicts and field theory in social science.* Washington, D.C.: The American Psychological Association.
（レヴィン，K.　猪股　佐登留（訳）（2017）．社会科学における場の理論　ちとせプレス）

楡木　満生（1991）．医療カウンセリングとは　楡木　満生（編）　実践カウンセリング第3巻　医療カウンセリング（pp. 1-23）　日本文化科学社

Roberts, V. Z.（2006）. The Organization of Work: Contributions from Open Systems Theory. In A. Obholzer & V. Z. Roberts (Eds.), *The Unconscious at Work-Individual and Organization Stress in the Human Services.* London: Routledge.
（ロバーツ，V. Z.　武井　麻子（訳）（2014）．職場という組織――開放システム理論からの寄与――　オブホルツァー，A.・ロバーツ，V. Z.（編）武井　麻子（監訳）　組織のストレスとコンサルテーション（pp. 38-52）　金剛出版）

島田　今日子（2012）．QOL のアセスメント　森　和代・石川　利江・茂木　俊彦（編）　よくわかる健康心理学（pp. 60-61）　ミネルヴァ書房

島井　哲志・永田　久雄・小玉　正博（編）（2020）．健康・医療心理学入門――健康なこころ・身体・社会づくり――　有斐閣

田原　明夫（1999）．関わりと連携――治療の場の充実を求めて――　集団精神療法, *15*(2), 133-138.

高林　健示（2018）．医療心理学における心理的支援　宮脇　稔・大野　太郎・藤本　豊・松野　俊夫（編）　健康・医療心理学（pp. 73-77）　医歯薬出版株式会社

津川　律子・岩満　優美（2018）．医療領域　鶴　光代・津川　律子（編）　心理専門職の連携・協働――領域別にみる多職種との業務の実際――（pp. 14-42）　誠信書房

HIV/AIDS にかかわる支援

小 坂 礼 美

　AIDS（エイズ：後天性免疫不全症候群）とは，HIV（ヒト免疫不全ウイルス）に感染することで，免疫能の低下が生じ，日和見感染症や悪性腫瘍を発症した状態のことである。

　日本では近年，新規 HIV 感染者と新規エイズ患者数が合わせて年間1500件前後で推移しており，現在国内の HIV 陽性者の数は約 2 万5000人となっている。

　1990年代後半までは「死ぬ病気」であり，終末期の支援が中心であったが，**抗レトロウイルス療法（ART）**の進歩により，今では長期生存が可能な慢性感染症となっている。しかしながら，一生内服を続けることによる抗 HIV 薬の長期毒性・副作用への懸念，合併症や高齢化の問題なども抱えている。また HIV は予防可能な感染症であるにもかかわらず，根強い偏見と社会的差別が残っており，プライバシーへの配慮は欠くことができない問題である。

　日本のエイズ対策は「後天性免疫不全症候群に関する特定感染症予防指針」（1999年策定）に沿って講じられており，正しい知識の普及啓発および教育，検査・相談体制の充実，人権を尊重した適切な医療の提供等に取り組まれている。保健所がこれらの対策の中核となっており，エイズ派遣カウンセリング制度を実施している自治体も多い。この中で公認心理師は，保健所と医療機関をつなぐ役割も担っており，検査で陽性告知を受けた受検者が結果を受けとめ，ある程度治療や生活の見通しをもって医療機関を受診できるように，寄り添いながらサポートすることが求められる。

　告知の場面では，「まさか自分が」という動揺や死への恐怖に加えて，生活が一変してしまうような感覚におそれる患者が多い。さらに治療費や仕事のこと，**カミングアウト**するのかどうかなど，社会的な不安も生じる。陽性告知の受けとめ方によっては，本人が治療や社会資源を拒否する可能性もあるため，不安を受けとめながら，本人の自己決定を見守る姿勢が必要である。

　HIV 陽性者の支援で欠かせない視点として，**セクシャリティ**の問題もある。現在，感染者の約 7 割は **MSM（men who have sex with men：男性と性行為をする男性）**であるが，ゲイ・バイセクシャル男性は，感染判明前からいじめや被暴力，自殺のリスクが高いといわれている（日高，2008）。幼少期から自身のセクシャリティを隠して（あるいは否定して）生活している人も多く，家族から

　も孤立していたり，人間関係が不安定になりやすかったりと生きにくさを抱えている。ストレスから精神疾患やアルコール依存，薬物乱用等におちいる場合もある（越智他，2006）。

　また，HIV 感染そのものによる身体，中枢神経系への影響を想定しておく必要もある。重症の HIV 脳症は減少しているが，軽度の **HIV 関連認知障害**（HIV-associated neurocognitive disorder：HAND）の問題が指摘されており，記憶・注意・言語・視覚―空間的技能・遂行機能等の認知機能の低下がみられる患者については，神経心理学的なスクリーニングが必要となる。

　社会生活上の不安や不適応，精神疾患等があると，**服薬アドヒアランス**（患者自身が治療方針の決定に参加し，服薬についても理解したうえで積極的に治療に取り組むこと）の低下が生じやすく，定期的な受診やセルフケアが難しくなることが多い。患者自身が適切に服薬できるかが治療の成否に直結するため，HIVの外来診療ではチーム医療が推進されている。安定していた患者でも，就職や転職，結婚や離婚，介護など生活の節目の際に不安や恐れが再燃することがあり，危機介入が必要となるケースも多い。カンファレンスなどで他職種とのコミュニケーションを図り，適切なタイミングで必要な支援を行うことが重要である。

　HIV/AIDS にかかわる現場では，病気に関する医学的知識だけでなく，自立支援医療などの福祉制度に関する知識，セクシャル・マイノリティへの理解，社会的なスティグマの中で生じる葛藤等への敏感さが必要である。また通常の心理相談では話題にされにくい性行動についても相談できることをオープンにしておく必要があろう。公認心理師として，セクシャリティや性について正しい知識をもち，自分自身の価値観に自覚的であることを心がけたい。

引用文献

日高 庸晴（2008）．MSM（Men who have Sex with Men）の HIV 感染リスク行動の心理・社会的要因に関する行動疫学的研究　日本エイズ学会誌，*10*，175-183.

越智 直哉・小川 朝生・西野 悟・織田 幸子・仲倉 高広・安尾 利彦・尾谷 ゆか（2006）．抗 HIV 療法に伴う心理的負担，および精神医学的介入の必要性に関する研究　厚生労働省科学研究費補助金エイズ対策研究事業 多剤併用療法服薬の精神的，身体的負担軽減のための研究班　平成17年度研究報告

第Ⅰ部

健康心理学

第 1 章　ライフサイクルと心身の健康
——生物─心理─社会モデルから みた生涯発達

宮城アトム

　人間は，誕生から死に至るまで生涯を通して発達していく存在である。私たちは皆，ある発達段階の中で，それぞれの発達課題を抱えながら生きている。そのため，公認心理師が出会うクライエントの心身の健康状態にも，これまでの発達過程が大きくかかわっており，現在どのような発達課題を抱えているかによって支援のあり方も異なってくる。また人間は，生物的存在であると同時に心理的存在であり，社会的存在でもある。そしてそれらの側面は，一人の人間の中で有機的に関連し合っている。本章では，生物─心理─社会モデルという視点から，人間のライフサイクルと心身の健康について概観する。

1　健康とは

1-1　健康の定義

　健康とはどのような状態をいうのだろうか。世界保健機関（World Health Organization：WHO）が1948年に発効した **WHO 憲章**では，「健康とは，たんに病気でないとか，病弱でないということではなく，身体的（physical）にも，精神的（mental）にも，そして社会的（social）にも，すべてが満たされた状態（well-being）にあることを言う」と定義している（WHO, 1948）。1998年には，この定義に「霊的（spiritual）」という文言と，「動的（dynamic）」という文言を追加する改定案が検討された（WHO, 1998）。最終的に改定には至らなかったが，このことは健康と病気を連続した動的状態としてとらえ，人間の尊厳や

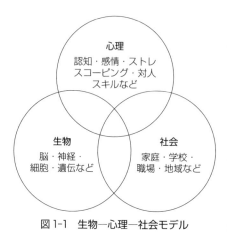

図1-1　生物—心理—社会モデル

QOL（quality of life：生活の質）を重視する考え方が強まっていることを示している。

1-2　生物—心理—社会モデル

　生物—心理—社会モデルとは，エンゲル（Engel, 1977）によって提唱された医学モデルである。図1-1に示すように，このモデルでは人間の健康や病気を生物的要因だけではなく，心理的，社会的要因も含めてとらえている。このモデルで大切なのは，これら三つの要因を還元主義的に理解するのではなく，システム論的に相互作用として理解することである（第8章参照）。これは先に挙げたWHOの健康の定義とも一致するものであり，公認心理師が支援を行う際にも重要なモデルといえるだろう。

1-3　ライフサイクル

　ライフサイクルとは，個体としての生物が受精から細胞分裂を経て，成体になってから老いて死に至るという，規則正しい生活を辿って一生を終える様相を示した用語である（鑪, 2002）。この用語を精神分析に導入した**エリクソン**（Erikson, 1950 仁科訳 1977）は，人生を八つの発達段階に分け，各段階に**心理社会的危機**が存在すると考えている（図1-2）。それがたとえば「基本的信頼」対「不信」という心理力動的な拮抗状態としてあらわれ，そのどちらが優勢になるかによって，個人の心は成長することもあれば，退行的・病理的状態に陥ることもある。本章では，このエリクソンのライフサイクル論に沿いながら人間の心身の健康について考えていく。

								統合対絶望
Ⅷ	老年期							統合 対 絶望
Ⅶ	中年期						世代継承性 対 自己陶酔	
Ⅵ	成人初期					親密性 対 孤立		
Ⅴ	思春期 青年期				アイデンティティ達成 対 アイデンティティ拡散			
Ⅳ	児童期			勤勉性 対 劣等感				
Ⅲ	幼児後期		自発性 対 罪悪感					
Ⅱ	幼児前期	自律性 対 恥・疑惑						
Ⅰ	乳児期	基本的信頼 対 不信						

図 1-2　個体発達分化の図式

（出所）Erikson（1950 仁科訳 1977）

2　人生の前半──誕生と成長

2-1　乳幼児期

生物的側面

乳幼児期は心身ともに著しい発達を遂げる時期である。身長は生後 1 年で約 1.5 倍になり，体重は約 3 倍になる。5 歳を迎える頃には，身長は約 2 倍になり，体重は約 5 倍へと成長する。このように，乳幼児期は身体が急速に成長する一方で，免疫系が未発達なため様々な感染症に罹りやすい。

　神経系の発達に目を向けてみると，脳の重さは，1 歳で成人の約70％，6 歳までには約90％に達する。脳には様々な機能が局在しており（図1-3），子どもは各領域の成熟やネットワークの形成に伴って，感覚や運動，思考や言語といった様々な能力を発達させていく。脳の発達には，生活環境や養育者との関係も大きくかかわっており，虐待などの強いストレスにさらされた子どもの脳に

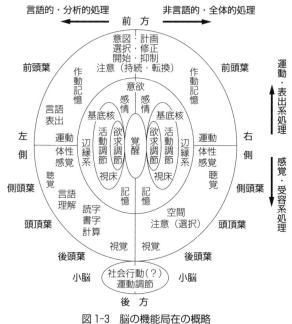

図1-3　脳の機能局在の概略

（出所）坂爪（2003）

は，形態異常や機能異常が生じることが知られている。

　また，この時期に発達の遅れや偏りが見つかり，知的能力障害や自閉スペクトラム症（autism spectrum disorder：ASD）と診断されるケースもある。

　心理的側面

　エリクソンは，人生最早期（乳児期）の課題を「**基本的信頼**」対「**不信**」としている。基本的信頼とは，心の最も深いところで，自己や他者，そして世界を信頼できる感覚のことである。乳児は養育者による適切な世話を通してこの信頼感を獲得していくが，心の奥に不信が残ると，その後の人生に影響を及ぼすこともある。続く**幼児前期**になると，神経系の発達もかなり進み，尿意や便意の知覚，発話や歩行が可能となり，トイレトレーニングが始まる。この時期の課題として，エリクソンは「**自律性**」対「**恥・疑惑**」を挙げているが，これは排泄のコントロールをはじめとした躾を通して，外的な命令や禁止を内在化

していくプロセスである。このプロセスを通して子どもは自律性を獲得していく。しかし，これが過度に行われると，自分が他者の視線にさらされているという恥の感覚や，他者に支配されているという疑惑が生じる。そして，**幼児後期**の課題は「**自発性**」対「**罪悪感**」である。この時期の子どもは運動能力や認知機能をさらに発達させ，積極的に活動するようになる。これによって子どもは自発性を獲得するが，ときには積極的になりすぎて自分の言動に罪悪感を抱くこともある。

　乳幼児期の心理的問題としては，反応性アタッチメント障害や脱抑制型対人交流障害，睡眠時驚愕症や睡眠時遊行症，遺尿症や遺糞症，回避・制限性食物摂取症などがある。

社会的側面

　乳幼児の発達に最も大きな影響力をもっているのは家族であり，家族によって構成される家庭は，多くの人にとって生まれて最初に出会う社会である。子どもは家族に支えられながら身体的にも心理的にも成長していくが，様々な要因で家族による養育が困難になることがある。子ども側の要因としては，神経発達症（発達障害）などの育ちにくさがあり，家族側の要因としては，養育者自身の心理的問題（精神疾患や不適切な養育体験など）がある。さらに，経済的問題やサポートの不足，地域社会からの孤立といった環境側の要因もある。家族を支援するためには，地域の専門機関（保健・医療・福祉・保育など）との連携が不可欠であり，長期的な視点で子どもの発達を見据える必要がある。

2-2　児童期

生物的側面

　児童期は学校教育が始まる時期である。杉山（2005）によると，子どもの脳には，5，6歳頃から前頭葉を中心に新たな機能活性が認められる。前頭葉の大部分を占める前頭前野は，思考や意思決定，注意の制御や衝動の抑制といった高次の機能を司っており，この領域の活性化によって，学校教育を受ける準備が整う。身体的には，児童期の前半は身長・体重ともに緩やかに成長するが，

後半は第二次性徴と重なり急速に成長することが多い。筋肉や骨格，脳神経の発達に伴い，運動の速さや正確さ，柔軟さや細やかさがみられるようになる。免疫機能も一応の完成を見せ，乳幼児期に比べて身体が丈夫になり，子どもの活動範囲は，時間的にも空間的にもますます拡がっていく。

心理的側面

エリクソンは，学校教育を受け始めるこの時期の課題を「**勤勉性**」対「**劣等感**」としている。児童期は，ピアジェ（Piaget, 1929）の認知発達理論の具体的操作期にあたり，具体的なものであれば論理的な思考や操作が可能となる。他者の視点から客観的に物事をとらえられるようになり（脱中心化），保存の概念が成立し，見た目に惑わされなくなる。児童期の子どもは学ぶことを通して勤勉性や有能感を獲得していくが，その一方で，上手くできない自分に直面し，劣等感を抱くこともある。学習困難の背景として，限局性学習症（specific learning disorder：SLD）や注意欠如・多動症（attention-deficit/hyperactivity disorder：ADHD）が問題になることもある。この時期の心理的問題としては，チック症や選択性緘黙，分離不安症などが挙げられる。

社会的側面

児童期に入ると，子どもは家庭を中心とした世界から，学校を中心とした世界へと踏み出していく。エリクソンはこの時期を「人生への旅立ち」と表現している。学校は知識や社会的なルールを学ぶ場であり，仲間関係を育む場である。小学校の中・高学年頃は，「ギャングエイジ」と呼ばれ，子どもたちは同性・同年齢の者同士で閉鎖的な小集団をつくって遊ぶようになる。子どもにとってこの集団は，いわば小さな社会であり，集団生活を学ぶ場となる。しかし近年は，塾や習い事による遊び時間の減少，都市化による遊び空間の減少，少子化による遊び仲間の減少，ゲーム機の普及などによる遊び形態の変化に伴い，ギャング集団の形成が困難になっていることが指摘されている（渡辺，2013）。

2-3　思春期・青年期

生物的側面

　思春期・青年期は，第二次性徴によりまず身体が変化し，この変化が心理的，社会的側面に影響を及ぼす時期である。性ホルモンの分泌が急激に増加し，それに伴い，身長・体重・胸囲などが急激に増大する。男子は髭や陰毛が生え，声変わりが起こり，陰茎の成長とともに射精が始まる。女子は身体が丸みを帯び，乳房が発達し，初潮を迎える。性ホルモンの増加は本能や情動の中枢である辺縁系も活性化させるが，10代は抑制機能を司る前頭前野がいまだ発達途上にあるため，衝動的な行動に走りやすく，情緒不安定になりやすい。20代になると前頭前野が成熟し，より理性的な判断や行動が可能となる。

心理的側面

　エリクソンは，この時期の課題を「**アイデンティティ達成**」対「**アイデンティティ拡散**」としている。これは「自分は何者か」という問いを定義していくプロセスである。このプロセスの中では，過去から現在の自分，そして将来の自分に一貫性があるかどうか，さらに他者や社会とのかかわりの中で自分を位置づけることができるかどうかが重要な課題となる。この課題を乗り越えられない場合，自分がわからなくなる感覚や，自分がバラバラになる感覚，他者との心理的距離が上手くとれないといったアイデンティティ拡散の状態に陥る。このような発達課題も相まって，この時期は，統合失調症や摂食障害，強迫症，社交不安症などの様々な精神疾患を発症しやすい時期でもある。

社会的側面

　現代は価値観や社会的役割が多様化しており，若者はその中で自分の生き方を模索しなければならない。エリクソンは，アイデンティティを形成するまでの期間を「モラトリアム（猶予期間）」と呼んでいる。近年は，一般に就学期間が長くなっており，職業生活に入るのが遅くなる傾向にある。一度社会に出ても適応できず，親から経済的に自立できない若者も多い。若者のひきこもりが大きな社会問題となっているが，その背後に精神疾患や神経発達症が隠れているケースもある。また昨今は，立ち直るきっかけを見出せないまま中年期に

達するケースも多くなっている。

2-4　成人初期

生物的側面

　成人初期は，身体的には人生の中で最も成熟し安定する時期である。そのため，健康にはあまり気を遣わない人も多いが，偏った食事や運動不足，過度の飲酒や喫煙，ストレス過多といった生活習慣が身体疾患の発症につながることもある。女性の場合は，女性ホルモンの分泌が最も盛んになるこの時期に妊娠・出産する人が多い。女性にとって出産は，母親になった喜びを自覚させてくれる一方で，内分泌系の急激な変化が様々な心身の不調を引き起こす。いわゆる産後うつ病には，女性ホルモンの急激な減少に伴う脳内神経伝達物質の機能低下が関与しているといわれているが，その他にも，自己効力感や自尊感情の低さ，新生児の先天性疾患・障害や育てにくさ，パートナーとの関係の不安定さ，ソーシャルサポートの不足など，心理・社会的要因が関与しているケースもある。

心理的側面

　エリクソンはこの時期の課題を「**親密性**」対「**孤立**」としている。青年期に自らのアイデンティティを確立した成人は，異性や同僚との間で親密な関係を築けるようになる。しかし，十分なアイデンティティが得られないまま深い関係に入ると，自分を失い，のみ込まれてしまうという不安が生じ，心理的に孤立した状態に陥る。つまりこの時期は，異なるアイデンティティや価値観をもった他者と互恵的な関係を築けるかどうかが課題となる。岡本（1997）によると，成人期以降は，青年期のような「個としてのアイデンティティ」の発達だけではなく，「自分は誰のために存在するのか」「自分は他者の役に立つのか」といった「関係性にもとづくアイデンティティ」の発達が重要になる。

社会的側面

　成人初期は，職業人としてのアイデンティティを形成する時期でもある。しかし近年は，就職しても仕事にやりがいを見出せず早期に離職する人や，職場

に適応できず抑うつ状態に陥る人も多い。またこの時期には，多くの人が結婚して自らの家庭を築き，親としての人生を歩み始める。子どもの誕生は，必然的にこれまでの夫婦関係や生活スタイルに変化を生じさせる。子育てを通して幼少期のよい体験が想起されることもあれば，自らの未解決な親子関係の葛藤があらわになることもある。子どもの虐待が大きな社会問題となっているが，その背景の一つとして，親自身の被虐待体験や不適切な養育体験が子どもとの間で無意識に再現される「世代間伝達」の存在が知られている。

3　人生の後半——老いと死

3-1　中年期

生物的側面

老化には個人差も大きいが，**中年期**になると多かれ少なかれ身体的な衰えを感じ始める。女性の場合は，50歳前後で閉経を迎え，女性ホルモン分泌能力の低下や子宮の収縮といった変化があらわれる。閉経前後の数年間は，のぼせ・ほてり・めまい・頭痛・全身倦怠感などの身体症状，不安・抑うつ・イライラ感などの精神症状があらわれやすい。これは更年期障害と呼ばれるものであり，女性ホルモンの急激な減少に起因する。また中年期は，糖尿病・脂質異常症・高血圧症・脳卒中・心臓病などの身体疾患が急増する時期でもある。

心理的側面

エリクソンは，中年期の課題を「**世代継承性**」対「**自己陶酔**」としている。世代継承性（generativity）とは，エリクソンによる造語であり，次の世代を生み，育て，導くことを示した用語である。たとえば，家庭では子どもを育て，職場では後進を育てるなど，自分が生み出したものを次の世代へ継承していくことが課題となる。この課題にかかわることが困難な場合，個人はしばしば自己満足のためだけに生き，自己陶酔に陥ってしまう。加えて中年期は，身体的衰えや自己の有限性の自覚，子どもの自立や夫婦関係の見直し，老親の介護や看取りなど，様々なストレスが重なりやすい時期でもある。そのため，うつ病

やアルコール依存症，心身症といった心理的問題が急増し，自殺という悲惨な結果を招くこともある。

社会的側面

職業生活では，管理職として仕事の責任が重くなる人が多い。仕事と家庭の両立のために多大なエネルギーが必要となり，心身ともに疲弊してしまう人もいる。子育てを生きがいにしてきた人にとっては，子どもの自立が自身の存在理由の喪失につながり，「空の巣症候群」と呼ばれる抑うつ状態に陥ることもある。子育てによって結び付いていた夫婦は，これまでの関係の見直しを迫られる。さらに中年期は，「サンドイッチ世代」と呼ばれ，親と子どもの両方からサポートを求められることが多くなる。子どもの自立や老親の介護を通して，自らの親子関係の葛藤が再燃することもある。

3-2　老年期

生物的側面

中年期よりもさらに老いを自覚する**老年期**は，身体機能の低下により様々な病気に罹りやすくなる。加齢による脳の構造的変化としては，全体が徐々に萎縮していくが，最も早く萎縮し始めるのは前頭前野である。前頭前野は，注意力やワーキングメモリー，遂行機能を司っており，この機能の低下が認知機能の低下として自覚されやすい。加齢によるもの忘れでは，記銘した情報を何らかのきっかけで想起できるのに対し，アルツハイマー型認知症では，記憶を司る海馬の萎縮が目立ち，記銘した体験そのものが抜け落ちてしまいやすい。その他の代表的な認知症としては，レビー小体型認知症，前頭側頭型認知症，脳血管性認知症などが挙げられる。また，甲状腺機能低下症やビタミンB12欠乏症，脱水症などの内科系疾患，うつ病などの精神疾患，抗不安薬などの薬剤が認知機能低下を引き起こすこともある。

心理的側面

老年期は，獲得するものが多かった人生の前半とは異なり，退職などの社会的役割の喪失，家族や身近な人との死別，身体機能や認知機能の低下など，喪

失するものが多くなる。そのため，中年期と同様にうつ病の罹患率や自殺率が高まる時期でもある。エリクソンは，老年期の課題として「**統合**」対「**絶望**」を挙げている。ライフサイクルの最終段階である老年期は，これまで歩んできた人生を振り返り，受け入れ，自分なりに統合していくことが課題となる。この統合が失われると，人生をやり直すには時間が短すぎるという焦りが死の恐怖となり，絶望となって迫ってくる。鑪（2002）は，避けることのできない死を受け入れることは，これまでの自分の人生を受け入れることであり，自分が残していくものを引き継ぐ次の世代を信頼することであると述べている。

社会的側面

　寿命の延伸と出生率の低下を背景に，日本の高齢化は急速に勢いで進展しており，総人口に占める高齢者（65歳以上）の割合は，2025年には30％，2060年には38％に達すると見込まれている（国立社会保障・人口問題研究所，2017）。さらに現代の日本は，核家族化が進み，一人暮らしの高齢者や高齢夫婦の世帯，老いた者が老いた者の介護をする「老々介護」の世帯が多くなっている。また，養護者による虐待や，振り込め詐欺などの犯罪被害も大きな社会問題となっている。このような状況の中，厚生労働省は，高齢者の尊厳の保持と自立生活支援を目的として，住まい・医療・介護・予防・生活支援が一体的に提供される地域包括ケアシステムの構築を推進している（地域包括ケア研究会，2010）。

4　物語としてのライフサイクル──架空事例を通して

4-1　事例の概要

　Aさんは60代前半の女性である。現在は夫と二人で暮らしており，娘はすでに家庭を築いている。小学生の頃に母親を病気で亡くしたAさんは，幼い頃から家事を担い，弟や妹の世話役として育った。20代半ばで結婚した後は，専業主婦として家事や子育て，病気がちの義父母の介護を続けてきた。Aさんが50代後半の頃に娘が結婚して家を離れ，60歳を迎えた頃に義父が亡くなった。そして半年前に義母が他界した頃から，Aさんには，抑うつ気分や意欲低下，食

欲低下などの症状がみられるようになった。精神科クリニックを受診したところ，うつ病と診断され，薬物療法を受け始めた。服薬により抑うつ症状は徐々に改善したが，診察で家族関係の葛藤が語られたことから，主治医に心理療法を勧められ，同じクリニックに勤める公認心理師Bを紹介された。

4-2　アセスメントと支援

　まず，生物─心理─社会モデルから考えてみよう。生物的側面からみると，Aさんの抑うつ症状には，脳内のセロトニンやノルアドレナリン，ドーパミンといった神経伝達物質の機能低下が関与していると考えられる。心理的側面からは，娘の巣立ちや義父母の他界という喪失体験とその受容の問題が考えられる。社会的側面としては，夫と二人だけの生活になったという家族構造の変化も影響している可能性がある。ライフサイクルという視点から考えると，Aさんの年齢は中年期から老年期への過渡期にあたり，これまでの役割が喪失していくことを受容しつつ，新たな生活スタイルを確立することが課題となる。さらに，娘や夫との関係のもち方もテーマとなるだろう。

　このようなアセスメントをふまえたうえで，BはAさんとの週1回の心理療法を開始した。開始当初は，子育てや介護の陰に隠れていた夫との価値観の違いがテーマとなった。その違いをある程度受け入れられるようになると，Aさんは自らの人生を振り返り，病弱な母親に甘えたくても甘えられなかったことや，自分の甘えたい気持ちを他者に重ね，世話役として生きてきたことを語るようになった。また，母親や義父母に対する気持ちには，愛情だけではなく憎しみもあったことを自覚するようになった。そして，娘との分離や義父母との死別が母親を喪失した体験と重なり，その心の痛みが再燃していたことを意識するようになった。このような様々な気持ちが整理されるにつれて，Aさんは喪失に伴う悲しみや寂しさといった抑うつ的な感情を心の中で受け容れられるようになった。そして日常生活では，孫の世話や地域のボランティア活動という新たな役割を獲得していった。

　本章では，生物─心理─社会モデルという視点から，人間のライフサイクル

　と心身の健康について考えてきた。本事例のように，ライフサイクルを一つの物語として読み取り，クライエントが抱える問題の心理的意味をともに見出していくことも公認心理師の重要な役割といえるだろう。

❖考えてみよう

　自分のこれまでの発達段階を振り返ってみよう。そして今の自分がどのような発達課題を抱えているか考えてみよう。自分の家族や身近な人はどうだろうか。本章では取り上げられていない各発達段階の課題について，生物―心理―社会的側面から調べてみよう。

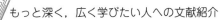

もっと深く，広く学びたい人への文献紹介

岡本　祐子・深瀬　裕子（編著）（2013）．エピソードでつかむ生涯発達心理学　ミネルヴァ書房
　　☞はじめて心理学を学ぶ人を念頭に置いた，生涯発達心理学の入門書である。具体的なエピソードを提示しながら，各発達段階の課題をとてもわかりやすく解説している。
鑪　幹八郎（2002）．アイデンティティとライフサイクル論　ナカニシヤ出版
　　☞アイデンティティ研究とライフサイクル研究の第一人者である著者が，エリクソンの理論や自身の論考をまとめたものである。エリクソンの生い立ちや人となりについて知ることもできる。

引用文献

地域包括ケア研究会（2010）．地域包括ケア研究会報告書　厚生労働省　https://www.murc.jp/sp/1509/houkatsu/houkatsu_01/houkatsu_01_hokatsucare.pdf（2021年9月6日閲覧）
Engel, G. L. (1977). The need for a new medical model: A challenge for biomedicine. *Science, New Series, 196*, 129-136.
Erikson, E. H. (1950). *Childhood and Society*. New York: Norton and Company.（エリクソン，E. H.　仁科　弥生（訳）（1977）．幼児期と社会　みすず書房）
国立社会保障・人口問題研究所（2017）．日本の将来推計人口（平成29年推計）国立社会保障・人口問題研究所　https://www.ipss.go.jp/pp-zenkoku/j/zenkoku2017/pp_zenkoku2017.asp（2021年9月6日閲覧）
岡本　祐子（1997）．中年からのアイデンティティ発達の心理学　ナカニシヤ出版
Piaget, J. (1929). *The child's conception of the world*. London: Routledge and Kegan.

坂爪 一幸（2003）．臨床心理学の最新知見（14）　脳イメージングと臨床心理学　臨床心理学, *3*(2), 275-281.

杉山 登志郎（2005）．学童期における心と脳の発達　そだちの科学, *4*, 6-13.

鑪 幹八郎（2002）．アイデンティティとライフサイクル論　ナカニシヤ出版

渡辺 大介（2013）．社会性の発達と友人関係　岡本 祐子・深瀬 裕子（編著）エピソードでつかむ生涯発達心理学（pp. 74-77）　ミネルヴァ書房

World Health Organization (1948). Constitution of the World Health Organization. World Health Organization. https://apps.who.int/gb/bd/PDF/bd47/EN/constitution-en.pdf（2021年9月6日閲覧）

World Health Organization (1998). Executive Board 101st Session. World Health Organization. https://apps.who.int/iris/bitstream/handle/10665/255825/EB 101-1998-REC-2-eng.pdf（2021年9月6日閲覧）

第2章 ストレスと心身症
──心身相関の基礎理解と心理学的支援

馬 場 天 信

　ストレスの多い現代社会において，うつ病と同じくらい理解が必要となる疾患が，心身症である。下痢や便秘，身体内部の痛みや皮膚の痒み，胸の痛みや息苦しさ，疲労感，そういった身体症状を訴えの中心とする心身症の患者は，その特徴ゆえに一般内科や小児科，心療内科を受診することが多い。来談する患者の意識的ニーズと関心事は，ストレスにまつわる性格や心理的な問題よりも身体症状の軽減にあり，心と身体の関係や心そのものへの関心が薄いため，その心理支援においては，他の精神疾患とは異なったかかわり方の工夫が必要である。

1　ストレスと心身症

1-1　ストレスの定義とメカニズム

　学術的には，**ストレス反応**とストレス反応を引き起こす**ストレッサー**は区別されている。ストレス反応とは，生体内に生じる歪みの状態のことであり，ストレッサーはその歪みを生じさせる外的な刺激対象のことを指している。したがって，「期末試験がストレスなんだよね」という会話は，学術的には期末試験がストレッサーであり，その結果として不安や緊張状態になり血圧や心拍数が上がったり，お腹の調子が悪くなったりするのが**ストレス**（反応）ということになる。なお，ストレス反応はストレス症状と言い換えることができるが，日常ではうつ症状，依存（アディクション），燃え尽き症候群（バーンアウト）

などが含まれる。[1]

　セリエ（Selye, 1936）は，ストレス反応の過程を警告反応期，抵抗期，疲はい期の3段階でとらえた「**汎適応症候群**」を提唱している。**警告反応期**は，ストレッサーに抵抗する準備を整える段階であり，低血圧や低血糖，低体温といった身体の抵抗力が低下するショック期と，それに対する防衛反応として，アドレナリン分泌増大などにより抵抗力が増す反ショック期の二つの過程から構成される。また**抵抗期**は，抵抗力が通常より増加し，適応状態を回復するために様々な対処を行う段階だといえる。抵抗が長期にわたると**疲はい期**の段階に入り，抵抗力が低下し適応状態が回復できなくなり，神経系や免疫，内分泌系などの身体疾患や後述する心身症などを引き起こす可能性が増大することになる。

　なお，ストレスを理解する際には，脳内処理やそれに伴う**自律神経系**の反応をおさえておくことも必須である。生体は，外界の変化にかかわらず内部環境を一定の平衡状態に維持しようとするが，キャノン（Cannon, 1935）はそのことを**ホメオスタシス**（恒常性維持能力）と命名している。生体内のホメオスタシスを維持する機能として重要となるのは自律神経機能であるが，これらは**交感神経**と**副交感神経**の二つで構成されており，前者はストレッサーに対抗しようとする働きであり（たとえば，心拍数の増大や消化管運動の抑制），後者はストレス状態を軽減させようとする働きをしている（たとえば，心拍数の減少や消化管運動の亢進）。また，自律神経機能の中枢であり，ストレス反応に様々な影響を与える司令塔が，**視床下部**といわれる部分である。視床下部は本能や情動も含めた生命中枢といえ，脳幹や脳下垂体を経由しながら免疫系や内分泌系にも影響を及ぼすことになる。

1-2　ストレス基礎理論

　人間はどのようなライフイベントによってストレス反応が高まるのだろうか。

➡ 1　「うつ症状」は第8章，「依存（アディクション）」は第9章，「燃え尽き症候群（バーンアウト）」は第13章に言及されている。

表2-1　社会的再適応評価尺度

内容	得点	内容	得点
配偶者の死亡	100	子女の離家	29
離婚	73	義理家族とのトラブル	29
夫婦別居	65	個人的な成功	28
拘禁（収容）	63	妻の就職・退職	26
近親者の死亡	63	進学・卒業	26
本人の大きな怪我や病気	53	生活条件の変更	25
結婚	50	個人的習慣の変更	24
失業	47	職場上司とのトラブル	23
夫婦の和解	45	勤務時間や労働条件の大きな変化	20
退職・引退	45	転居	20
家族の健康・行動の大きな変化	44	転校	20
妊娠	40	レクリエーションのタイプや量の大きな変化	19
性生活の問題	39	宗教活動上の大きな変化	19
新しい家族メンバーの加入	39	社会活動面での大きな変化	18
合併・組織替えといった勤め先の大きな変化	39	一万ドル以下の借金	17
家計状態の大きな変化	38	睡眠習慣の大きな変化	16
親友の死	37	団欒する家族員の数の大きな変化	15
転勤・配置転換	36	食事習慣の大きな変化	15
夫婦の口論	35	長期休暇	13
一万ドル以上の借金	31	クリスマス	12
借金やローンの抵当流れ	30	信号無視などのちょっとした法律違反	11
仕事上の地位（責任）の大きな変化	29		

（出所）Holmes & Rahe（1967）

ホームズとレイ（Holmes & Rahe, 1967）は，社会再適応評価尺度を開発し，日常生活の出来事の重大性に応じたストレスの強さを明らかにした（表2-1）。過去1年間に経験した出来事の単位合計得点が300点を超えた人の約8割，200〜299点では約5割の人が，何らかの疾病に罹患していたことが報告されている。多くのストレッサーが対人関係にまつわるものであるが，引っ越しや退職といった生活上の大きな変化や，結婚や妊娠といった一見するとポジティブな内容も，大きなストレッサーとなることがわかるであろう。心理学的支援を行う際には，ストレッサーとなりうる**ライフイベント**をどれくらい経験しているかを把握することが重要だといえる。

　さて，人間は様々なストレッサーを経験するが，ストレス反応に至るまでに

は，ストレッサーを認知的にどのように受け止め，どのように対処するかという個人差が大きく影響する。この個人差を，**コーピング**（coping）という概念で理論化し尺度化したのが，フォルクマンとラザルス（Folkman & Lazarus, 1988）である。彼らは，潜在的にストレスフルとなりうる状況に対する個人の方略をコーピングでとらえ，その選択がどうなされるかが，その後の精神的健康や適応に影響を及ぼすとしている。生活上の出来事である潜在的ストレッサーに直面した場合に，まずその出来事自体を評価し，それがストレスフルであるかどうかの判断を行うことを**一次的評価**，ストレスフルだと評価された出来事に対してどのような対処資源を自分が有しているか，どのような対処方略が可能かを評価することを**二次的評価**と定義し，これらは相互に関連し合うものととらえている。

またコーピングには，二つの基本次元と八つの方略がある。ストレスフルな事態に対して，そこで生じている問題を解決しストレスを減少させようとするコーピングの次元を「**問題焦点型**」，逆に，ストレスフルな状況で喚起された不快感情を鎮めて調整する方向の次元を「**情動焦点型**」と呼んでいる。前者の例としては，部活の先輩が自分の能力をあまり評価してくれないことにストレスを感じているのであれば，誰もが納得できるようなパフォーマンスを上げられるように努力して低減するといったものであり，後者の例としては，同じ状況で溜まったストレスをやけ酒やカラオケで発散するようなものが挙げられる。八つの方略は，計画的問題解決，対決型コーピング，自己コントロール，責任受容，サポート希求，逃避・回避，隔離型コーピング，肯定的解釈である。なお，問題焦点型とサポート希求，肯定的解釈は精神的健康にプラスの影響を及ぼし，情動焦点型や自己コントロール，責任受容，逃避・回避はネガティブな影響を及ぼすとされている（谷口・福岡，2006）。

一方，ストレス軽減に関係する社会的資源の一つが，**ソーシャルサポート**である。コーピング方略にサポート希求があることからわかるように，ストレスを抱えた際に，そのことを相談して理解してもらえる対象を有している方が，ストレスが少なくて済むからである。コッブ（Cobb, 1976）はソーシャルサポ

表 2-2　心身医学的な配慮が必要な疾患（いわゆる心身症とその周辺疾患）

1　呼吸器系 　　気管支喘息，過換気症候群，神経性咳嗽（がいそう）など	8　外科領域 　　腹部手術後愁訴，頻回手術症，形成術後神経症など
2　循環器系 　　本態性高血圧症，起立性低血圧症，冠動脈疾患（狭心症，心筋梗塞）など	9　整形外科領域 　　慢性関節リウマチ，全身性筋痛症，腰痛症など
3　消化器系 　　胃・十二指腸潰瘍，慢性胃炎，過敏性腸症候群，潰瘍性大腸炎など	10　泌尿器・生殖器系 　　夜尿症，遺尿症，神経性頻尿（過敏性膀胱）など
4　内分泌・代謝系 　　神経性食欲不振症，（神経性）過食症，甲状腺機能亢進症，糖尿病，単純性肥満症など	11　産婦人科領域 　　更年期障害，機能性子宮出血，月経前症候群など
5　神経・筋肉系 　　筋収縮性頭痛，偏頭痛，慢性疼痛，痙性斜頸，書痙，眼瞼痙攣など	12　眼科領域 　　原発性緑内障，眼精疲労，本態性眼瞼痙攣など
6　小児科領域 　　気管支喘息，過換気症候群など	13　耳鼻咽頭科領域 　　耳鳴り，めまい症（メニエール症候群，動揺病），心因性難聴など
7　皮膚科領域 　　慢性蕁麻疹，アトピー性皮膚炎，円形脱毛症など	14　歯科・口腔外科領域 　　顎関節症，口腔乾燥症，三叉神経痛など

（出所）日本心身医学会教育研修委員会（1991）

ートを，愛され，価値ある存在として認められ，義務を分かち合う一員だと信じさせてくれるような「情報」と定義し，客観的事実以上にサポートがあると知覚することそのものが重要だと言及している。あるいは，情緒的サポート，道具的サポート，情報的サポート，評価的サポートの四つの機能に注目して，ソーシャルサポートを定義し，これらの相互作用が重要だという考え方もある。近年，職場で義務化されているストレスチェック制度で使用される質問紙には，上司や自分の同僚，家族に悩み事や相談をする程度を尋ねる項目が含まれているが，これらはストレス反応を低減する社会的資源の有無をアセスメントしているといえる。

1-3　心身症・ストレス関連性疾患

　前項で述べたように，ストレッサーが心身の健康に悪影響を及ぼし，それらが持続すると身体への悪影響となるが，その代表的な疾患が**心身症**や**ストレス**

関連性疾患といわれるものである。日本心身医学会は「心身症とは，身体疾患の中で，その発症や経過に心理社会的因子が密接に関与し，器質的ないし機能的障害が認められる病態をいう。ただし，神経症やうつ病など，他の精神障害に伴う身体症状は除外する」（日本心身医学会教育研修委員会，1991）と定義している。心身症という名称は，心と身体を二元論的に別々にとらえる DSM（アメリカ精神医学会の『精神疾患の診断・統計マニュアル』）からは消えているが，エンゲル（Engel, G. L.）が生物医学モデルに警鐘をならし**生物―心理―社会モデル**を提唱したことからもわかるように（第1章参照），公認心理師には心身両面からの全人的アプローチが求められることはいうまでもない。なお，ストレスと関連し，心と身体の両面からの理解が重要だとされている心身症および心身医学的配慮が必要な代表的疾患は表2-2に示した通りである。

2　ストレスと関連する性格特性

2-1　タイプA性格（行動）

　循環器系の心身症の代表格が冠動脈疾患（狭心症や心筋梗塞）であるが，これは心臓の筋肉に血液を送る冠状動脈に脂質がたまって，動脈が狭くなり，塞がってしまうために，酸素不足から心臓機能不全に陥る疾患である。生死にかかわる疾患であり，激しい胸の痛みや呼吸困難による発作などの症状が訴えの中心となる。危険因子としては，高血圧，高コレステロール血症，喫煙，糖尿病，肥満などが挙げられるが，**タイプA**もその一つとして従来から注目されている。中高年の突然死や過労死の多くがこの疾患によることもあり，医療領域や産業領域では，タイプAの理解は不可欠である。

　タイプAは，フリードマンとローゼンマン（Friedman & Rosenman, 1959）が冠動脈疾患患者に特徴的な行動様式や性格傾向を概念化したもので，その特徴として，①目的に向かって情熱的に自己を駆り立て努力する，②仕事やその他のことでもつねに先を競う強い競争心，③何事も時間に追われる時間的切迫感，④敵意性や攻撃性が強い，⑤大きな声で早口でしゃべる，を挙げている。一方，

日本的タイプＡの特徴として，敵意性や攻撃性が目立たず，職場への帰属意識や一体感を求めたり，几帳面で要求水準が高く，完璧さを仕事に求めるメランコリー親和性格を構成要素に含めて考えるべきという見解もある（保坂・田川・杉田・五島，1989；服部・福西，1993）。

　企業の従業員男性を8年半追跡した**コホート研究**では，タイプＡ行動パターンをとる者は，その正反対の行動様式をとるタイプＢ者と比較して，心疾患の罹患率が約2倍高いことが示されている（Rosenman et al., 1975）。また近年のGAZEL コホート研究では，タイプＡ者は退職後の抑うつ症状の改善が少なく，とくに敵意の高さが抑うつの予測因子であることが報告されており（Airagnes et al., 2015），その他多くの研究でも，タイプＡ構成概念の中の敵意性や攻撃性が，その危険因子として注目されつつある。

2-2　アレキシサイミア

　精神科医であったシフネオス（Sifneos, 1973）が消化性潰瘍（かいよう）や潰瘍性大腸炎，気管支喘息，本態性高血圧といった古典的心身症患者の面接をする中で，彼らに共通した感情処理の特徴を概念化したのが，**アレキシサイミア**（Alexithymia）である。シフネオスは，心身症患者は想像活動が貧困で，感情機能が制限され，感情を適切な言葉で表現することが困難であることに注目し，アレキシサイミアを概念化したが，その後の尺度化では，①感情同定困難，②感情描写困難，③外面志向認知（内面よりも外的な事実に注目しやすい）の3点でとらえている（Taylor, Bagby, & Parker, 1997）。なお，アレキシサイミアをアセスメントする構造化面接法では，夢に代表される想像能力の貧困さも評定項目に含まれている。

　基礎研究では，アレキシサイミアの問題を心理社会的視点と生物学的視点の両面からとらえる必要性が明らかになっている（馬場，2007）。たとえば，アレキシサイミアにおける関係性の障害に注目した研究では，母親からの拒否的あるいは無関心な養育や両親の過保護といった愛着形成上の問題，纏綿状態（てんめん）（家族成員が密着し柔軟性を欠いて固定化している状態）という家族機能の問題があ

ることを明らかにしている。一方，実験研究では，表情認知の不正確さや，情動刺激に対する脳の左半球にある帯状傍回の賦活（ふかつ）の弱さと両側の前部帯状回，内側前頭回などの賦活の強さが明らかになっている。あるいはイメージ想起で後帯状回の活動が低く，エピソード記憶の障害がある可能性や，共感性やメンタライジング機能不全といった自己の客体化障害の可能性も，脳画像研究で明らかになっている（Mantani, Okamoto, Shirao, Okada, & Yamawaki, 2005；Moriguchi et al., 2006；守口，2014）。

　このように，自分の感情を自覚して表現することが難しく，想像性が貧困である背景には，過去の親子関係を中心とした関係性の障害と，生物学的な感情処理の困難さの両面が想定されている。結果として，心身両面でストレスが蓄積しやすく，対人関係も含めて不適切なストレス対処行動をとることにつながり，生活習慣が乱れて疾患リスクを高めていると考えることができる。

2-3　タイプC性格

　日本における死因別死亡率第1位の疾患はがんであり，現代では誰もが罹患する可能性が高いといわれている。がんの発症原因には多くのことが関係しているが，喫煙や飲酒，食事内容，肥満といった生活習慣要因の他，がんになりやすい人の病前性格があることは昔から指摘されてきた。テモショックとフォックス（Temoshok & Fox, 1984）はタイプCとして概念化し，その特徴を①怒りの表出がなく，過去・現在においてその気持ちに気づかないことが多い，②怒りの他にネガティブ感情（不安や恐れ，悲しみなど）を経験したり，表出したりすることがない，③忍耐強く控えめで協力的で譲歩を厭わず，権威に対して従順である，④他人の欲求を満たそうと気を遣いすぎて，自分の欲求は十分に満たそうとせず極端に自己犠牲的である，としている。現在の研究では，自分の欲求や感情を押さえ込み，周囲に過度に同調するといった「感情抑制」と「社会的同調性」の2側面をタイプCの構成要素と定義していることが多い。

　1980年代の古典的コホート研究では，タイプC者の10年後の死亡率は，高ストレス状況下で40％近いことが報告されているが，16年後のがん発症との関連

性を検討した近年の GAZEL コホート研究（Lemogne et al., 2013）では，タイプCの合理的・反情緒性ががん発症に影響することを明らかにしている。タイプC性格を有する患者にかかわる際には，彼らの自己犠牲的な対人パターンを明確化し，感情の抑制を解放することがまず重要となるといえるであろう。

3　心身症・ストレス関連性疾患への心理学的支援の実際

3-1　チーム医療における公認心理師の役割

　心身症やストレス関連性疾患への心理学的支援では，精神科医・内科医・管理栄養士・運動指導士・作業療法士といった医師やメディカルスタッフと一緒に患者の治療やサポートを行う**チーム医療**の視点が何より重要である。チーム医療では，それぞれが患者の治療においてどの役割を担っているのかを確認したうえで，そこで得られた情報を共有しながら，必要とされる心理学的支援の方法や手段を選択し，柔軟にかかわるスキルが求められるといえる。

　心身医学的治療法として一般的に挙げられているのは，薬物療法の他に，**生活指導**，心理療法（催眠療法，自律訓練法，交流分析，認知行動療法，精神分析的心理療法，家族療法，遊戯療法，ゲシュタルト療法，森田療法など），ソーシャル・ケースワークなどである。たとえば，肥満や糖尿病に対しては，生活習慣改善のための**認知行動療法**を中心とした助言的介入を行う場合もあれば，家族内における葛藤や環境調整をする**家族療法**を行う場合や，身体感覚の気づきを促すために**ゲシュタルト療法**や**自律訓練法**を取り入れる場合もある。さらに，性格的な要因が心身症の発症に大きく影響している場合は，時間をかけた**精神分析的心理療法**が必要な場合もある。治療技法はその目的と患者のニーズに合わせて選択される必要があるため，アセスメントをしっかり行い，患者や主治医，メディカルスタッフと話し合って，心理学的支援の役割を明確にすることが必要不可欠である。

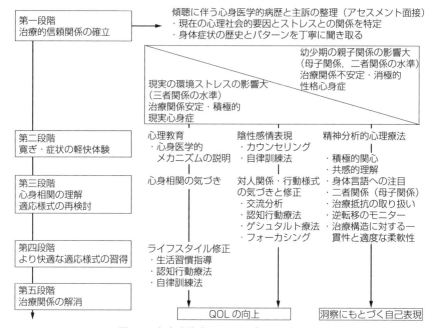

図 2-1　心身症治療のステップと心理的支援

（出所）吾郷（1996）をもとに筆者作成

3-2　個別心理療法の選択と介入の留意点

　いわゆる個別での心理療法や心理学的支援が必要な場合に重要となるのは，**インフォームド・コンセント**を患者と十分に行うことである。身体的症状を前面に来談する心身症患者には，そもそも心身相関の気づきや，心を身体と結びつけて理解する視点が欠如している場合が多い。既述したアレキシサイミアはまさにその典型であるが，これから行う心理学的支援がどのような目的で必要となるかを説明し，患者のニーズや認識と一致させなければ治療はうまくいかないことが多いであろう。

　心身症への個別の治療選択の流れは，一般的に図 2-1 に示す五つの段階が想定されている。この中で，なにより重要となるのは第一段階での**アセスメント**である。公認心理師は医師からのオーダーで患者に会うことが多いが，心身症の発症や症状悪化に何がどのように影響しているのかを見立て，医師からのオ

ーダーや患者のニーズを確認し，そのうえで心理学的支援法を選択する必要がある。アセスメントでは，患者の身体症状悪化の歴史をしっかりと理解したうえで，心の問題と環境の問題のどちらがより大きな影響要因となっているかを把握する。現実の環境要因によるストレスで症状が悪化しており，パーソナリティによる影響が少ない場合（現実心身症）には，助言や生活習慣改善を促す指導や認知行動療法，あるいは，身体の弛緩体験と**セルフコントロール**の技法を教える自律訓練法の短期間の実施が必要となることが多い。また，多くの場合は現在の環境要因による陰性感情を少なからず持っているため，ひとまず陰性感情を表出するアプローチによって寛^{くつろ}ぎや症状軽快体験をし，そこから心身相関の気づきや新たな行動様式・対人関係様式を習得していく**交流分析**や認知行動療法，場合によっては**フォーカシング**が有効なこともある。

　一方で，心身症の中でも性格的要因が多いものを性格心身症と呼ぶことがある。重篤で慢性化している心身症の多くは，幼少期からの親子関係（とくに母子二者関係）の分離にまつわる問題があり，短期間の治療では対処ししにくく，長期の治療でもドロップアウトが多いといえる。このような場合には，比較的長期間の精神分析的心理療法が必須であるが，動機づけをしっかり行った治療契約が求められる。

3-3　心身症へのアセスメント面接と介入の工夫

　身体症状をもつ患者への心理学的支援には，特有の困難と課題があることはすでに述べた。具体的には患者の内的体験が表出されにくく，精神療法に対する動機づけが乏しいため，アセスメント面接での関係性構築が，その後の治療効果に大きく影響する。心身症へのアセスメント段階での留意点を以下にまとめた。

①患者が来談するまでの経緯を丁寧に聴いていく

　心身症患者が最初からカウンセリングを求めて公認心理師のもとにくることはあまり多いとはいえない。多くの場合は，身体症状を取り扱う内科受診やいくつかの医療機関を転々とし，医師から心理療法をすすめられてしぶしぶ来談

したり，不本意な精神科受診からの来談になることも多い。そのため公認心理師とアセスメント面接で出会う段階で，いわゆる身体科から排除された感覚によって傷ついていたり，心理面にふれられることへの恐れを抱いている可能性が高く，まず患者の戸惑いや屈辱感に向き合うことが必須である。

②身体症状をしっかり聴き，病歴とそれにまつわる体験を聴く

くり返しになるが，心身症患者は心身相関への関心や気づきが乏しいために，訴えの中心は身体症状にある。したがって，心理学的支援を行うにしても，すぐに性格的なことに結びつけるのではなく，患者が語る身体症状について丁寧に聴いていき，苦痛となっている身体感覚や身体言語を理解して，患者の身体症状の苦しみに共感していくことが必要である。また，患者の身体症状の歴史（病歴）がどうなっているのかを尋ねていく中で，その頃にどういう人間関係や社会生活の変化があったのかを明確にして結びつけ，最終的に身体症状が出現してきた患者のライフヒストリーを年表としてまとめるか，少なくともそのことを患者と共有する作業が必要である。

③病気についての患者の考えを聴き，心理学的支援者の考えを提示する

アセスメント面接後の心理学的支援の効果を考えるうえで最も重要になるのが，この作業である。これまでの作業で過去の体験や情報を共有していくことで，ある程度良好な関係性が構築されるが，忘れがちなのはこれまでのやり取りをふまえた患者自身の心身症についての理解や考えを教えてもらうことである。医師の診察では，医師による病気の理解が一方的に伝えられていることが多く，患者は表面的には受け入れているように見えても，納得できていない場合も多い。患者の治療への主体性を高めるという意味でも，まず患者の理解を聴いてから，支援者の見立てや理解を伝えることになる。さらにこの際には，治療の選択肢を複数提示し，それぞれのメリットとデメリットを伝える工夫が必要である。心身医学的には，心理学的支援の第一選択は認知行動療法や自律訓練法となることが多いが，幼少期からの親子関係の問題が大きく影響している性格心症の患者に対しては，精神分析的心理療法の選択肢も伝える必要がある。なお，精神分析的心理療法を行うことで合意した場合には，神経症水準

の患者とは異なり，治療経過で陰性治療反応（支援者や治療そのものに対する怒りや攻撃性から治療継続が難しくなる患者の反応）や治療抵抗を起こしたり，来談をキャンセルしたり，かなり強いネガティブな感情転移（患者の心の中にあるネガティブ感情が無意識的に支援者に向けられること）が起こることが予想される。幼少期からの二者関係の分離を扱う中で，逆転移のモニター（治療者自身が患者とかかわっていて感じている意識的・前意識的水準の動きをつねに感じようとすること）は必要不可欠であり，ときには支持的なかかわりを行うことも必要になると覚えておこう。

> **❖考えてみよう**
> 　中学3年生のA君は，腹痛と下痢で登校できないことが続き，母親と一緒に心療内科を受診した。お母さんの話では，A君は私立高校への進学を目指していて，小さい頃から今までまったく手がかからない子だったとのことである。何か嫌なことやつらいことがあったか尋ねられたA君は，成績もよい方だしストレスを感じたことは今までないといい，この症状の原因が何かわからないのが嫌だと訴えている。あなたなら，どのようにA君に声掛けをしていくだろうか？

 もっと深く，広く学びたい人への文献紹介

成田　善弘（2003）．セラピストのための面接技法──精神療法の基本と応用──　金剛出版
　　☞心身症状をもつ患者への精神療法のあり方や心身医学における身体の意味について，精神力動的な視点から丁寧に解説されている。
小此木　啓吾・末松　弘行（編著）（1995）．今日の心身症治療　金剛出版
　　☞心身症の総論，治療関係，身体と言葉のメタファー，各心理的支援のあり方や適応，各疾患への心身医学的アプローチの各論が万遍なく解説されている。

引用文献

吾郷　晋治（1996）．心身医学的治療の手順　久保　千春（編）　心身医学標準テキスト（pp. 21-29）　医学書院
Airagnes, G., Lemogne, C., Consoli, S. M., Schuster, J. P., Zin, M., & Limosin, F. (2015). Personality, moderates the improvement of depressive symptoms after retirement: Evidence from the GAZEL cohort. *American Journal of*

Geriatric Psychiatry, 23, 941-949.

馬場 天信（2007）．アレキシサイミア　鈴木 直人（編）　感情心理学（pp. 135-153）　朝倉心理学講座10　朝倉書店

Cannon, W. B.（1935）. STRESSES AND STRAINS OF HOMEOSTASIS. *The American Journal of the Medical Sciences, 189,* 13-14.

Cobb, S.（1976）. Social support as a moderator of life stress. *Psychosomatic Medicine, 38,* 300-314.

Folkman, S., & Lazarus, R. S.（1988）. *Manual for the Ways of Coping Questionnaire.* Palo Alto, CA: Consulting Psychologists Press.

Friedman, M., & Rosenman, R. H.（1959）. Association of specific overt behavior pattern with blood and cardiovascular findings. *Journal of American Medical Association, 169,* 1286-1296.

服部 正樹・福西 勇夫（1993）．タイプA行動パターンとうつの再検討――うつ状態とうつ親和性性格の関連より――　タイプA，*4,* 24-27.

Holmes, T. H., & Rahe, R. H.（1967）. The social readjustment rating scale. *Journal of Psychosomatic Research, 11,* 213-218.

保坂 隆・田川 隆介・杉田 稔・五島 雄一郎（1989）．わが国における虚血性心疾患患者の行動特性　心身医学，*29,* 528-536.

Lemogne, C., Consoli, S. M., Geoffroy-Perez, B., Coeuret-Pellicer, M., Nabi, H., Melchior, M., … Cordier, S.（2013）. Personality and the risk of cancer: A 16-year follow up study of the GAZEL cohort. *Psychosomatic Medicine, 75,* 262-271.

Mantani, T., Okamoto, Y., Shirao, N., Okada, G., & Yamawaki, S.（2005）. Reduced activation of posterior cingulate cortex during imagery in subjects with high degrees of alexithymia: A functional magnetic resonance imaging study. *Biological Psychiatry, 57,* 982-990.

守口 善也（2014）．心身症とアレキシサイミア――情動認知と身体性の関連の観点から――　心理学評論，*57,* 77-92.

Moriguchi, Y., Ohnishi, T., Lane, R. D., Maeda, M., Mori, T., Nemoto, K., … Komaki, G.（2006）. Impaired self-awareness and theory of mind: An fMRI study of mentalizing in alexithymia. *Neuroimage, 32,* 1472-1482.

日本心身医学会教育研修委員会（1991）．心身医学の新しい治療指針　心身医学，*31,* 537-576.

Rosenman, R. H., Brand, R. J., Jenkins, C. D., Friedman, M., Straus, R., & Wurm, M.（1975）. Coronary heart disease in the Western Collaborate Group Study: Final follow-up experience of 81/2 years. *Journal of American Medical Association, 233,* 872-877.

Selye, H.（1936）. A Syndrome produced by Diverse Nocuous Agents. *Nature, 138*, 32.

Sifneos, P. E.（1973）. The prevalence of 'alexithymic' characteristics in psychosomatic patients. *Psychotherapy and Psychosomatics, 22*, 255-262.

谷口　弘一・福岡　欣治（2006）. 対人関係と適応の心理学――ストレス対処の理論と実践――　北大路書房

Taylor, G. J., Bagby, R. M., & Parker, J. D. A.（1997）. *Disorders of affect regulation: Alexithymia in medical and psychiatric illness.* Cambridge: Cambridge University Press.

Temoshok, L., & Fox, B. H.（1984）. Coping styles and other psychosocial factors related to medical status and Prognosis in patients with cutaneous malignant melanoma. In B. H. Fox & B. H. Newberry（Eds.）, *Impact of Psychoendocrine Systems in Cancer and Immunity.* Toronto: C. J. Hogrefe.

第3章 ヘルスプロモーションと予防
——多職種協働によるチーム医療で行う心理社会的支援

安藤美華代

> 本章では，生活様式づくりと環境づくりをともに行うヘルスプロモーションについて学ぶ。これは，個人が QOL（quality of life：生活の質）を高めることによって，ごく普通の幸せなみのりある満足できる人生をいとなむことを目指した取り組みであり，かつ国民全体の健康寿命や医療費の適正化，社会全体の生産性の向上にもつながる取り組みでもある。とくに，個人が自分自身の活動・運動，栄養・食生活，禁煙，睡眠，ストレスなどについて日常生活をふり返り，有用な健康行動を行うことで健康を守り育むことについて，予防の視点および健康行動の理論と支援から学ぶ。
>
> そして，重症化予防が可能な病いの一つとされている糖尿病をもつ人への，多職種協働によるチーム医療で行う心理社会面の理解と支援について事例を提示し，糖尿病とともに生きる人への心理支援のあり方を学ぶ。

1 ヘルスプロモーションと病いの予防

ヘルスプロモーションとは，WHO（World Health Organization：世界保健機関）によって1986年にオタワ憲章で提唱され，「人々が自らの健康をコントロールし，改善できるようにするプロセスである」と定義されている（島内，2013）。これは，「個人の行動変容の有無と，その結果としての健康状態の良否についての責任を，本人のみに帰するのではなく，個人を取り巻く環境を改善することを通じて健康水準を向上させていくという考え方である」（厚生労働省，2012a）。それは，その人らしく生きていくための個人の取り組みによる健

康様式づくりと，健康格差や差別，偏見を減少させ誰もが公平で適切な健康を
享受できる環境づくりの双方から行う活動といえる。

　ヘルスプロモーションの概念は，健康増進法にもとづき国民の健康増進を図
るための具体的な計画として位置づけられた国民健康づくり運動である健康日
本21の考え方と共通するものである。そこで，健康日本21における重点課題へ
の取り組みについて，ヘルスプロモーションの視点から概観する。健康日本21
での取り組みは，国民の健康寿命の延長と QOL の向上を目指して，早世と障
害の低減を目標にしている。早世と障害を合わせた社会全体の病いによる負担
を障害調整生存年（disability-adjusted life year：DALY）で測定すると，「がん」
「循環器疾患」「精神疾患」がそれぞれ全体の20％を占めている。また，個人
の健康は，日常生活満足感，働くこと，食事の楽しみやおいしさなど，一人ひ
とりの日常生活に関連した健康感についてとらえる視点も重視している。そし
て，人生の各段階における早世の可能性を減少させるために，がん・脳卒中・
自殺・心疾患を減らすことを目標にしている。また，健康寿命を延長するため
に，高齢障害者を減らすことを目標にしている。これらの目標に近づくために，
少なからず影響を与える肥満・高血圧・糖尿病・歯周病といった身体状態，喫
煙・飲酒・食事・運動といった生活様式が注目され（厚生労働省，2012a，
2012b），それらへの予防や治療，QOL の維持などの包括的対策に国をあげて
取り組まれている（スマート・ライフ・プロジェクト事務局，2019）。

　そこで予防の三つの段階について，行動変容に関する取り組みや病いの予防
における心理職（臨床心理士・公認心理師）の役割について考えてみよう。

1-1　一次予防

　病いに対する**一次予防**とは，個人が生活様式を改善して健康を増進し，病い
の発症を予防することに重点をおいた対策である。運動・栄養や喫煙・飲酒対
策など個人の生活様式の改善を通した健康増進を図ったり，職場の安全や健
康・環境保健など環境における危険因子を削減し，事故による障害の発生を予
防する健康保護をしたり，予防接種などの感染症予防や母子保健，循環器疾患

の予防などが行われている（厚生労働省，2012a）。

　一次予防の対象は，病いに関する診断をされていない人たちである。その人たちに対して，病いを予防することの重要性と，そのために自らの生活様式をふり返り改善する必要性を呼びかける。それには，正しく整理された情報を数々の手段を用いて様々な機会を通して伝え，できるだけ多くの人に知ってもらう工夫が必要である。たとえば，メディアやパンフレットを用いた広報や情報提供，地域住民を対象とした日常生活での取り組みの重要性や改善を呼びかける教室の開催，学校や職場での健康教育や講演会・研修会の開催などがある。心理社会的要因の影響を考慮した健康教育の教材や実施方法を用いることは，対象者の有益な**行動変容**を促進するとされている（Fisher & Dickinson, 2014）。

1-2　二次予防

　二次予防とは，病いの早期発見・早期治療への取り組みである（厚生労働省，2012a）。二次予防の対象は，病いに関する診断のリスクをもった人たちである。健康診断や人間ドックなどを利用し，早期の治療が可能な段階で病いを発見し，治療や保健指導などの対策を行い，病いの重症化を予防する取り組みである。

　健康に有益な行動変容に影響を与えるうつや不安，陰性感情など**心理社会的要因**への対策は有用で，病いの発症や重症化の予防につながる場合も多い（Kessler, 2009）。にもかかわらず，健康行動にかかわる心理社会的要因の見立てを健康診断や人間ドックの中で行うことは，時間的制約，人手不足，訓練不足，また対象者の同意が得られないなどの理由によって，ほとんど実施されていない（Young, Klap, Sherbourne, & Wells, 2001）。今後は，心理社会的要因も含めた二次予防対策が望まれる。

1-3　三次予防

　三次予防とは，病いが発症した後に必要な治療を受け，機能の維持・回復を図ることである。三次予防の対象は，すでに治療を受けている人たちである。合併症や再発，転移を早期に発見し治療することや，治療後のリハビリテーシ

ョンがこれにあたる。

　三次予防にかかわる心理社会面での支援は，対象者が病いにかかわる正しい
知識を得て，対処スキルを身につけ，必要に応じてソーシャルサポートを得た
り，必要な食事や運動を実践したりする，セルフ・マネジメントへの支援であ
る（O'Donohue, Byrd, Cummings, & Henderson, 2005）。対象者との良好なコミュ
ニケーションを図り，対象者の行動変容に向けた目標設定や準備状態を見立て，
対象者の意思決定過程に寄り添うことが大切である（Shay & Lafata, 2015）。

2　健康行動の理解と支援

　日頃の生活様式の改善により病いを予防するには，個人が健康に有益な行動
変容を意識し，主体的に実践することが重要になってくる。その際，**健康行動
学**的視点を取り入れ，行動変容に影響する障壁や，強みとなっている個人要因
や環境要因，行動変容の準備状態を理解することが，個人の健康行動の理解と
支援に重要な役割を果たす。健康行動学は，知識・態度・自己効力感・ソーシ
ャルサポートといった比較的変容可能な要因と健康行動との関連を理解したり
説明したりするのに役立つ。また，健康的な取り組みに対して障壁となる行動
を予防し，健康増進を促進するプログラムを開発し，評価・発展する際にも役
立つ（Glanz, Rimer, & Viswanath, 2015）。以下に，予防にかかわる主なモデルや
理論，支援のあり方について述べる。

2-1　健康行動の支援を支えるモデルと理論

　健康行動学の中でよく用いられている，行動に影響を与えると考えられてい
る要因には，価値観・態度・主観的な規範・スキル・自己効力感・自己イメー
ジ・脅威感・知識・信念・意図といったものが含まれる。このような要因と行
動との関連について理解し，行動変容に向けた支援につなげるために，様々な
健康行動学にもとづくモデルや理論が提唱されている（Johns Hopkins University
（JHU）, 2001）。

　行動変容の理解や支援を説明するモデルや理論は多数あるが，健康信念モデル（health belief model），社会認知理論・社会学習理論（social cognitive theory/social learning theory），合理的行為理論（theory of reasoned action）・計画的行動理論（theory of planned behavior）が採用されている場合が多い（Glanz et al., 2015）。

　健康信念モデルでは，自分がある病いに罹りやすく，罹った場合深刻な事態になりかねないと考え，他者から助言された自分で実践できる健康行動をすることで，その病いのリスクや深刻さを低減できるという利益がある。またその健康行動を実践することで被る時間などの損失よりも，得られる利益の方が大きいと信じることで，個人は病気を予防するための行動をとろうとする。このモデルでは，信念とモチベーションが大きな関連要因とみなされている。そして健康行動には，主観的な脅威による個人の準備段階，アプローチに対するモチベーションが高まる段階，実際に行動を受けいれる段階，があると考えられている（Glanz et al., 2015）。

　社会認知理論・社会学習理論では，行動は環境と個人の特徴との相互作用によって生じると考えられている。また，個人が健康に有益な行動変容を実践する前提として，目標となる行動を明確に設定し，その行動に関する知識と，実践するためのスキルを身につける必要性が強調されている。そこには，他者の行動の観察などによる強化，結果の予測と期待，自己効力感などが関連している。とくに，ある具体的な行動をとったり，障壁を乗り越える際に感じる自信である**自己効力感**は，行動変容のための重要かつ必要な条件と考えられている（Bandura, 1986, 1997）。

　合理的行為理論では，行動を実践するかどうかは，信念・態度・主観的な規範・行動を行う意図が関連していると考えられている。この理論に，実行に対するコントロール感の程度を取り入れたのが，**計画的行動理論**である。（Glanz et al., 2015）。

　とはいえ行動変容の実行は，瞬間的に生じるとは考え難く，個人はある行動が自分の日常生活の一部になる前に，考えたり経験したりする準備段階を通過

していることが想定される。そこで，**行動過程モデル**の必要性が着目されるようになった（JHU, 2000）。

　行動過程モデルの代表的なものは，**変化ステージモデル**（stage of change model）（Prochaska & DiClemente, 1983）である。このモデルでは，個人が行動変容を起こしその行動を維持する際には，問題に気づいていない・行動変容について考えていない**前熟考期**（無関心期），近いうちに行動変容をしようと考えている**熟考期**（関心期），行動変容を意図している**準備期**，ある行動を実際に行う**行動期**，行動を継続する**維持期**という，五つのステージを経ると考える。そして，個人がどのステージにいるかによって，働きかけの方法を変えることが大切とされている。

2-2　健康行動に向けた支援の方法

　健康行動に向けた支援は，様々な方法によって行われている（Glanz et al., 2015；JHU, 2001）。たとえば，人間は論理的な意思決定者であり，適切な情報が専門家によって与えられたときには，最も好ましい方向へ行動変容を行う傾向にあるという経験的・論理的方法にもとづき，人々へ必要な情報の提供を行うのもその一つである。

　また，人は自己実現のための能力をもっているという仮説のもと，個人が自分の抱えている課題を見つめて受け容れ，それを解決しようとする能力が，行動変容をもたらすと考える方法もある。そして対話を重要視し，行動に対する自己評価を促したり，問題解決能力を高めたり，自己の成長を目指したり，モチベーションを高めることに主眼をおいた支援を行う。

　さらに，どのような事柄も人によってはストレスのもと（**ストレッサー**）になり健康に影響する可能性をはらんでいるため，ストレッサーへの気づきを促し，個人に合ったストレス対処方法（**コーピング**）を見出し実践する**ストレスマネジメント**も重要な支援方法である。

　ソーシャルサポートの活用も必要かつ重要な支援と考えられている（第2章参照）。家族や友人，同じような状況にある人などの適切なソーシャルサポー

トは，ストレスを緩和したり，行動変容を促進し継続したりするのに役立つと
されている（Glanz et al., 2015；JHU, 2001）。

　認知行動療法を心身の健康生活に活用する場合も多い。ここでは，認知を心
の情報処理過程ととらえ，感情や行動は認知の影響を受けると考える。ネガテ
ィブ思考が自分を苦しめてしまいストレス反応を起こしている場合には，その
現実と向き合い，認知の再構成法や行動活性化，**問題解決技法**などを用いて，
具体的な課題に前向きに取り組める心の状態を作り出す。そして，ストレス対
処法などを身につけ，心身の不調を予防する（大野・田中，2017）。

3　糖尿病をもつ人への心理臨床

　糖尿病の予防，治療や療養においては，生活様式を変更したり，自己注射な
どの新しい手技などを習得したり，予防や治療，療養行動を続けたりすること
などが求められるが，これまでの自分の暮らしや生き方，生活様式を変えるの
は容易なことではない。このような**糖尿病に伴う精神的負担感**は，糖尿病のさ
らなる深刻化をまねくことから，糖尿病をもつ人の**心理社会面の理解と支援**が
重要視されてきている（日本糖尿病学会，2019；American Diabetes Association
（ADA），2017）。とくに欧米では，糖尿病の予防，治療や療養において，糖尿
病をもつ人たちの心の健康，病いの進行と合併症，人生における時期などを視
野に入れ，それぞれの人に寄り添った**多職種協働によるチーム医療**に統合され
た心理社会面の理解と支援が，すべての糖尿病をもつ人に必要な取り組みと考
えられるようになっている（ADA, 2017；Young-Hyman et al., 2016）。

　このようなことから，糖尿病をもつ人を中心として，心理職（臨床心理士・
公認心理師）のみならず糖尿病医療チームのすべての支援者が，糖尿病をもつ
人と協働して，その人の心理社会面の向上に取り組むことが望まれる。様々な
要因が関連する，複雑でやっかいな病いである糖尿病の予防，治療や療養は，
様々な専門をもつ支援者によるチーム医療で行われることがほとんどである。
それゆえ糖尿病をもつ人は，様々な支援者とかかわることになり，ときに支援

☕コラム　糖尿病によるつらい気持ち ꒰꒰꒰꒰꒰꒰꒰꒰꒰꒰꒰꒰꒰꒰꒰꒰꒰꒰꒰꒰

　日常生活に糖尿病治療を統合するには，環境・社会・行動・感情などの多面的要因が複雑に影響することから，相当な努力を要する。それゆえ，**糖尿病によるつらい気持ち**（diabetes distress）を抱える人は，少なくない。

　糖尿病によるつらい気持ちとは，延々と続く自己管理，賢明な努力にもかかわらず見込んだ成果が得られない苦悩，**低血糖による怖い気持ち**，高血糖や合併症の不安，周囲からの理解や支援の少なさによる**孤独感**，支援者との不毛なコミュニケーションなどによって起こり継続する感情の揺れとされ，治療やケアの中断，それによる合併症の進行，そのような状態になったことへの自責，さらには糖尿病になった運命への悲嘆の循環をまねく。これらは，とくに診断時・治療変更時・合併症進行時に起こりやすい。そしてこの気持ちが強いと，服薬や食事療法および運動療法に関する行動の低下をもたらし，糖尿病の状態を反映する過去1～2か月の血糖値の指標であるHbA1cの高さや自己効力感の低さにつながる（Young-Hyman et al., 2016）。

　糖尿病によるつらい気持ちは，糖尿病をもつ人のみならず糖尿病ケアにかかわる人，とくに，1型糖尿病の子どもの母親に生じる場合が多く，親は糖尿病によるつらい気持ちから，子どもを支援する能力が低下する場合がある。

　このような実態から，糖尿病によるつらい気持ちは，定期的に見立てを行い，問題解決技法などを活用して，糖尿病ケアを妨げているものに対処したり，手ごたえが感じられる目標を設定するような支援計画を立てたりして，その人のセルフケアの状況に沿った支援へつなげることが推奨されている。

者との**不毛なコミュニケーション**に直面し疲れ果ててしまうことがある（Young-Hyman et al., 2016）。また，糖尿病をもっているということで，**スティグマ**の対象とされ，他者から偏見や差別を受け，自分を恥ずかしいと感じ，それがストレスの増加につながる場合がある（Dickinson et al., 2017）。

　したがって，糖尿病をもつ人への心理社会面の理解と支援の大前提は，糖尿病医療チームのすべての支援者が，糖尿病をもつ人に**敬意**をはらい**寄り添い**ながら，言葉のつかい方や選択に十分留意した**コミュニケーション**を行う（language matters）ことである（e.g., ADA, 2016；Dickinson et al., 2017）。

3-1　心の理解

心理臨床支援の礎となる，糖尿病をもつ人の心理社会面の理解にあたっては，

心理面を主眼におき，身体面・生活面・環境面も視野に入れ，心理社会的発達
課題をふまえて包括的にみていく必要がある。その際は，糖尿病をもつ人の心
に寄り添い，糖尿病とともに生きる意味について，その人と一緒に思いや気持
ちをめぐらせたりする。

　その中で，**糖尿病によるつらい気持ち**などの**精神的負担感**を見立て，その人
がどのように糖尿病やその治療を受け容れ，どのように**セルフケア**に取り組ん
でいるのか，その取り組みをどのように感じているのかを，強みや障壁，心理
社会面での困難を含めて理解することが必要である。家族や重要な他者からの
サポート状況も理解しておくことが大切である。さらに，糖尿病によるつらい
気持ち，うつ病や不安症，食に関する困難などの臨床症状の深刻度を見立てる。
心理社会面の支援のあり方については，臨床症状や心理社会面の課題の程度な
どを手がかりに，どのような専門性をもった糖尿病支援者が，どのようなタイ
ミングでどのような心理社会面の支援を行うのが望ましいのかを検討する。臨
床症状や心理社会面の課題が深刻な場合には，心理職や精神科医につなげるこ
とを検討する必要がある（Young-Hyman et al., 2016）。

3-2　心の支援

　糖尿病をもつ人たちへの心理臨床支援は，血糖コントロールや抑うつ状態・
不安・糖尿病によるつらい気持ちの改善に役立つことから（Ismail, Winkley, &
Rabe-Hesketh, 2004），精神的負担感への対処や QOL の向上につながる重要な
取り組みと認識されるようになってきた。

　糖尿病をもつ人の心理臨床支援は，その人のニーズや糖尿病医療チームの方
針を考慮して行うことが必要である。具体的には，インスリン拒否など生命予
後に緊急性のある場合に，生命を救うために行う**危機介入的心理臨床支援**，不
登校・家族の問題・仕事にかかわる問題などの心理社会面の困難を抱えている
場合に，そのような心理社会面の課題を考慮して行う心理臨床支援，さらには
糖尿病を受け容れてセルフケアに取り組んだり，糖尿病とともに自分らしく生
きる心を育んで大切にする心理臨床支援などを個別に継続して行う**心理療法**が

ある（安藤・安藤・竹内，1995）。

　この他，インスリン注射などへの治療変更や，合併症がみられたときなどに起こる糖尿病によるつらい気持ちに寄り添い，状態を見立て，セルフケア力を見出し具体的な目標を立てる**シングルセッション・セラピー**でのかかわり方もある（安藤，2008）。また，「糖尿病と心」をテーマにした**糖尿病教室**での**グループ療法**（安藤，2010），心の健康を育む心理教育"**サクセスフル・セルフ**"やマインドフルネスを活用した**糖尿病友の会**での糖尿病**サポート・グループ**活動（安藤，2016）といったかかわりもある。

　さらに，**糖尿病心理カンファレンス**（安藤，2017）を行い，多職種協働によるチームで，心理臨床的視点を取り入れて各職種の専門性を統合し，支援の方向性を検討する取り組みもある。

　糖尿病をもつ人への心理臨床支援の進め方としては，いずれのかかわりにおいても，まず糖尿病とともに生きる人の状態やニーズを考慮する。支援の時間・空間が，糖尿病をもつ人にとって安らげる場となることが大切である。そして，糖尿病治療やそのセルフケアへの気持ち・思い・実践と，糖尿病をもつその人の人生をつなげていくかかわりが大切である（安藤他，1995）。糖尿病をもつ人が糖尿病とほどよくつきあい，治療を続けながら，自分を大切にしてその人らしく生きることを支援の目的の一つと考え，それらをめぐる様々な気持ちや思いを語ることができる場になるように心がける。そして，その人が治療を続けられるように，その人のつらさに寄り添い，その人の「糖尿病とともに生きる力」を信じてかかわっていく。糖尿病は，生涯にわたって「ともに生きていく」病いであることから，治療に際しては，その人を中心に，家族や重要な他者，友人や同僚，多職種の支援者がかかわるチーム医療でのかかわりが大切である。

3-3　架空事例からみた心理臨床支援

　本項では，慢性の身体疾患を抱えて抑うつ状態にあったＡさんとのかかわりを示し，心理臨床支援のあり方について一考察を試みる。

事例の概要

　Aさんは40代女性であり，２型糖尿病[1]とがんを抱え**抑うつ状態**となっていた。Aさんは大学卒業後，アマチュアスポーツ選手として活躍してきたが，30代でがんを発症し，これまで数回の手術と再発を経験していた。とくに自覚症状がないときは通院せず，自覚症状があるときは受診することを繰り返していた。40代でのがん再発時，２型糖尿病と診断され，がん治療に加えて糖尿病治療を行ったが，いずれもとくに自覚症状がないので通院しなくなった。X年Y月，足の痛みを感じB病院を受診した。がん再発のため手術による治療を行い，高血糖状態のためインスリン注射による血糖コントロールを開始した。入院中Aさんに，抑うつ状態・興味減退・喜びの喪失がみられ，がん再発によって軽度抑うつ状態が生じている可能性が示唆された。担当医から，抑うつ状態の低減および**治療継続**を目的に，心理職（臨床心理士・公認心理師）（以下，Thと略記）へ紹介された。

面接の経過

　Y月の翌月から月１回，１回50分の面接を相談室にて行った。面接は10か月行われ，終結となった。

　AさんとThとの最初の出会いは，Aさんが担当医からがんの再発を告げられた数時間後だった。Aさんはやや緊張した面持ちで，がん再発の衝撃，がん治療を順調に進めるために行っている糖尿病治療の成果が思うように出ない焦り・不安・心配と，これまでのアマチュアスポーツ選手としての生き様を語った。Thは，Aさんの選手として勝つことに力を注いだ生き方を受容し，その生き方の中で十分にかかわることができなかったAさん自身の身体への気づきに寄り添った。日が経つにつれてAさんの抑うつ状態は徐々に回復していき，糖尿病，がんともに治療に前向きになった。経過は良好で，いずれも外来で治療を継続していくことになった。

　Aさんの懸命なセルフケアへの努力の最中も，がんの再発と手術は繰り返さ

➡1　成人に多いタイプの糖尿病。血液中の糖を肝臓・筋肉などに吸収する働きを担うインスリンの分泌が低下したり，インスリン抵抗性を生じる。

れた。そのような中Aさんは，継続する身体の痛みに対するつらさ，思うように痛みが緩和しない焦燥感や不安を語った。Thは，がんの再発による脅威に耐えているAさんの心に寄り添い続けた。

　身体疾患の状態が安定していること，セルフケアを続けられる信念と自信をもち，家族や身体科医師とサポートし合える実感がもてたことから，Thとの面接は，「また話をしたくなったら来る」と「卒業」することを決意し，終結となった。

考察

　本事例の心理療法では，まず，再発告知直後のなんとも表現しがたい様々な感情が混在する心に一緒に佇み，Aさんの身体疾患の再発や悪化をめぐる衝撃・脅威，治療への不安・焦燥感にともに向き合った。Aさんはこれまでの生き方について，幾度も幾度も省察を繰り返した。Thは，いくつもの困難に出会い，その都度乗り越えてきたAさんの強さ，それゆえに生じた犠牲や後悔に，寄り添い続けた。

　Thとの面接を「卒業」したAさんは，担当医への定期受診を続けながら，糖尿病看護認定看護師や栄養士による療養支援を活用している。Thは糖尿病医療チームの一員として，糖尿病心理カンファレンスを通じ，Aさんへ間接的にかかわり続けている。

　多職種協働によるチーム医療の中で，複数の慢性身体疾患を抱えた人へ**心理臨床支援**を行うことは，心身状態の安定や治療の継続，その人らしく生きていく支援につながる可能性が示唆された。

❖考えてみよう
　人は，人生の各段階に応じた役割や課題に向き合い，それらを乗りこえ，次の段階へ進んでいく。生涯を，幼児期・児童期・青年期・成人期・高齢期に大別した場合，あなたなら，どのような時期の，どのような状態にある人を対象に，どのような目的で，どのような一次予防・二次予防・三次予防をしてみるだろうか。

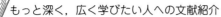

もっと深く，広く学びたい人への文献紹介

石井 均・久保 克彦（編著）（2006）．実践 糖尿病の心理臨床　医歯薬出版
　☞糖尿病をもつ人への心の理解や支援に携わっている心の専門家による，糖
　　尿病心理臨床に関する解説書である。

Nikcevic, A. V., Kuczmierczyk, A. R., Bruch, M.（編著）安藤 美華代（監訳）
　（2010）．臨床健康心理学——ケースフォーミュレーションと心理療法——
　岡山大学出版会
　☞様々な病いについて，鍵となる生物—心理—社会的要因とそのアセスメン
　　ト方法，認知行動療法にもとづく実践的治療およびケースフォーミュレー
　　ションの進め方について，事例を提示しながら紹介されている。

引用文献

American Diabetes Association（ADA）（2016）. Summary of revisions, *Diabetes Care*, *39*（Suppl. 1）, S4-S5.

American Diabetes Association（ADA）（2017）. Lifestyle management, *Diabetes Care*, *40*（Suppl. 1）, S33-S43.

安藤 美華代（2008）．糖尿病をもつ人への心理的支援——シングルセッション・カウンセリングでの関わり——　心理・教育臨床の実践研究，*6*，21-29.

安藤 美華代（2010）．糖尿病患者へのグループ療法——チーム医療における臨床心理士の取り組み——　心理・教育臨床の実践研究，*9*，1-13.

安藤 美華代（2016）．糖尿病とともに生きる人たちのサポート・グループ活動での心理臨床的支援の実践　心理・教育臨床の実践研究，*14*，1-12.

安藤 美華代（2017）．糖尿病医療における心理臨床的視点を取り入れた多職種協働チームでのケースカンファレンスの試み　心理・教育臨床の実践研究，*15*，1-8.

安藤 美華代・安藤 晋一郎・竹内 俊明（1995）．糖尿病患者の心理療法　心理臨床学研究，*13*，288-299.

Bandura, A.（1986）. *Social foundations of thought and action: A social cognitive theory*. Upper Saddle River, NJ: Prentice-Hall.

Bandura, A.（1997）. *Self-efficacy: The exercise of control*. New York, NY: W. H. Freeman & Co.

Dickinson, J. K., Guzman, S. J., Maryniuk, M. D., O'Brian, C. A., Kadohiro, J. K., Jackson, R. A., ... Funnell, M. M.（2017）. The use of language in diabetes care and education. *Diabetes Care*, *40*, 1790-1799.

Fisher, L., & Dickinson, W. P.（2014）. Psychology and primary care: New collaborations for providing effective care for adults with chronic health conditions.

American Psychologist, 69, 355-363.

Glanz, K., Rimer, B. K., & Viswanath, K.（Eds.）（2015）. *Health behavior: Theory, research, and practice*（5th ed.）. San Francisco, CA: Jossey-Bass. A Wiley Brand.

Ismail, K., Winkley, K., & Rabe-Hesketh, S.（2004）. Systematic review and meta-analysis of randomized controlled trials of psychological interventions to improve glycemic control in patients with type 2 diabetes. *Lancet, 363*, 1589-1597.

Johns Hopkins University（JHU）（2000）. *Social and behavioral foundations of primary health care: A cross-cultural approach*（*Summer term 2000*）. Baltimore, MD: Author.

Johns Hopkins University（JHU）（2001）. *Program effectiveness in health education & health promotion*. Gaithersburg, MD: Protech Book.

Kessler, R.（2009）. Identifying and screening for psychological and comorbid medical and psychological disorders in medical settings. *Journal of Clinical Psychology, 65*, 253-267.

厚生労働省（2012a）. 健康日本21（総論）　https://www.mhlw.go.jp/www1/topics/kenko21_11/pdf/s0.pdf（2022年3月1日閲覧）

厚生労働省（2012b）. 健康日本21（第二次）国民の健康の増進の総合的な推進を図るための基本的な方針　https://www.mhlw.go.jp/bunya/kenkou/dl/kenkounippon21_01.pdf（2022年3月1日閲覧）

日本糖尿病学会（2019）. 糖尿病診療ガイドライン2019　南江堂

O'Donohue, W. T., Byrd, M. R., Cummings, N. A., & Henderson, D. A.（Eds.）（2005）. *Behavioral integrative care: Treatments that work in the primary care setting*. New York, NY: Routledge.

大野　裕・田中　克俊（2017）. 保健，医療，福祉，教育にいかす簡易型認知行動療法実践マニュアル　きずな出版

Prochaska, J. O., & DiClemente, C. C.（1983）. Stages and processes of self-change of smoking: Toward an integrative model of change. *Journal of Consulting and Clinical Psychology, 51*, 390-395.

Shay, L. A., & Lafata, J. E.（2015）. Where is the evidence? A systematic review of shared decision making and patient outcomes. *Medical Decision Making, 35*, 114-131.

島内　憲夫（編訳）（2013）. 〈新装版〉21世紀の健康戦略シリーズ1・2　ヘルスプロモーション——WHO：オタワ憲章　垣内出版

スマート・ライフ・プロジェクト事務局（厚生労働省　健康局　健康課）（2019）. 健康寿命をのばそう SMART LIFE PROJECT　スマート・ライフ・プロジ

ェクト ホームページ https://www.smartlife.mhlw.go.jp/（2022年3月1日
閲覧）

Young, A. S., Klap, R., Sherbourne, C. D., & Wells, K. B.（2001）. The quality of care for depressive and anxiety disorders in the United States. *Archives of General Psychiatry*, *58*, 55-61.

Young-Hyman, D., de Groot, M., Hill-Briggs, F., Gonzalez, J. S., Hood, K., & Peyrot, M.（2016）. Psychosocial care for people with diabetes: A position statement of the American Diabetes Association. *Diabetes Care*, *39*, 2126-2140.

第Ⅱ部

医療心理学

第4章　妊娠・出産・育児期のケア
——家族となっていくことへの支援

永　田　雅　子

　子どもを妊娠・出産し，子育てをしていくプロセスは，ごく自然な営みである。子どもが生まれることは，喜びと祝福に包まれていると考えられている一方で，子どもを妊娠・出産すれば自動的に親になるわけではなく，我が子と心理的に出会い，日々のかかわりを繰り返すことで，親は親として育っていく。また子どもも，羊水や胎盤に守られた世界から生まれ出たときから，外界との絶え間ないやり取りを繰り返し，かかわりの中で育っていく。ここでは，妊娠・出産・子育ての最初の時期における「こころ」と，その時期における心理的ケアのあり方について概観していきたい。

1　妊娠・出産・育児の支援

1-1　家族となるということ

　成人してパートナーができた場合，結婚するのかしないのか，また結婚したあと子どもをもつのかもたないのかという選択をしていくことになる。かつて，結婚・出産は社会的な要請として当たり前のように求められていたが，現在は自分のライフコースにおける生活スタイルの選択にはたくさんの選択肢が存在する。一方で，子どもが生まれるということは，子どもを加えた家族としてのあり方を再構築していかなければならない。近年では，共働きの夫婦や，自分たちが育ってきた場所から離れて子育てをする夫婦も増えてきており，親の世代や祖父母の世代と比較して，妊娠・出産・子育てを取り巻く状況は大きく変

化してきている。

　私たちは妊娠・出産すれば"親"となるわけではない。目の前の赤ちゃんと出会い，赤ちゃんとのやり取りを積み重ねる中で，赤ちゃんに引き出されるようにして"親"となっていく。また祖父母も，娘・息子の親から，孫を育てる娘や息子をバックアップする祖父母の役割をとるようになり，きょうだいも，新しく家族が増えることで変わる家族の力動の変化に適応し，兄・姉としての役割を担うようになる。生活スタイルを変更し，周囲との関係を築きなおし，親としてのアイデンティティを再構築していくこの時期は，だれもが不安定になりやすく，思いもかけない事態に遭遇したとき，家族の心は大きく揺さぶられる。どんな状況であっても，家族が安心して赤ちゃんと向き合っていけるように，何重にもわたる見守りを提供することが，この時期の支援では何よりも大切なこととなる。

1-2　妊娠・出産・育児をめぐる社会の変化

　日本では，晩婚化が進み，初産の平均年齢は30歳を超えている。キャリアを積んでから結婚することも多くなっており，「授かりもの」といわれていた子どもは家族計画のもと「つくる」ものと意識されるようになってきた。一方で，通常の夫婦生活を送っても妊娠できない**不妊**のカップルは5.5組に1組いる（国立社会保障・人口問題研究所，2015）といわれ，**不妊治療**が一般的に行われるようになってきた。**生殖補助医療技術**で生まれてくる子どもは，2017年には出生数の5％を超えてきている（日本産科婦人科学会，2019）。

　妊娠したとしても経過が順調とは限らず，流死産を体験した夫婦の割合は15.3％と報告されている（国立社会保障・人口問題研究所，2015）。また，**胎児診断**技術の進歩は著しく，従来助けることができなかった命を後遺症なく救命できるようになった。その一方で，**出生前診断**の結果によって中絶を選択する夫婦も存在している。つまり，結婚すれば子どもができ，生まれてくるまで楽しみに待つのではなく，子どもをつくるのかつくらないのか，おなかの中にいる子どものリスクの有無を知るのか，知らないままでいくのか，結果が陽性だ

った場合に妊娠を継続するのかしないのか，いくつもの選択を迫られるように
なってきている。また，出生率が低下する中，2500 g 未満で生まれてくる低
出生体重児は出生数全体の9.5～9.7％で推移しており（厚生労働省：人口動態
調査），何らかのリスクを伴う場合，**新生児集中治療室**（neonatal intensive care
unit：NICU）に入院となる。そうなれば，出産直後に親と子は治療のために引
き離され，親は先の見えない不安の中，子どもとの関係を築いていくことにな
っていく。

　妊娠・出産を取り巻く現場では，社会の変化や医療技術の進歩に伴い，「家
族」や「いのち」をどうとらえるのかといった，これまでは意識してこなかっ
た問いに向き合わざるをえないことも増えてきているのである。

1-3　妊娠・出産前後のメンタルヘルスと支援の流れ

　昔から出産前後は，精神的な不安定さをきたしやすいことが知られていた。
妊娠・出産に伴うホルモンバランス等の変化に加え，新しい家族の形に適応し
ていかなければならず，通常よりも心理的負荷がかかりやすい時期となる。一
過性の軽いうつ状態である**マタニティブルーズ**は約半数の妊産婦が体験すると
いわれているが，妊娠中の不安や抑うつの症状は妊婦の10～20％（山下・綿
井・吉田，2016）に，産後数週間から数か月にかけて発症する**産後うつ病**は
10～15％程度みられることが報告されている（永田，2017）。産後うつ病はうつ
病であり，家事や育児の困難につながりやすい。これまでの研究では，産後う
つ病にかかった母親の約8割が約1年で軽快する一方で，その後も精神的な不
安定さが続く人も少なくないことや，子どもとの相互作用（Field, 1984）や，
子どもの認知発達（Cogill, Caplan, Alexandra, Robson, & Kumar, 1986）にも影響
を及ぼすことが明らかになっている。産後うつ病の重症化を防ぐには，心理・
社会的なサポートが有効であるとされ，予防的な介入の必要性から，2017年か
らは産後2週間後と，1か月後の産婦健康診査時に**エディンバラ産後うつ病自
己評価票**（EPDS）が導入された。その他にも，妊娠中や出産後の早い段階で
育児困難につながるリスクを把握したり，地域の支援につないでいく試みが，

産科医療機関や地域で積極的に取り組まれるようになってきた。その一方で，支援を届ける必要がある人をスクリーニングするために，妊産婦を対象としたリスクアセスメントが行われることで，通常では意識することのない，自分を取り巻く家族や精神的な状況を意識せざるをえないような状況も生みだしている。出産前後のこの時期はだれもが支えられることが必要な時期である。支援を届けること自体が，相手を傷つけることにつながらないように，ほっと安心でき，周りから支えられていると感じられる支援のあり方が問われるようになってきている。

2　周産期医療の場におけるケア

2-1　産科領域での公認心理師の役割

　産科領域においては，2010年代後半から，**母親のメンタルヘルス**が注目されるようになってきた。**不妊治療**は，昔と比べて一般的なものとなってきたとはいえ，なかなか子どもができないという事実は，女性（男性）としての不全感を刺激することになる。また経済的・身体的な負担も大きく，妊娠を期待しては月経がくるたびに期待していた赤ちゃんを失うという喪失を繰り返すことになる。また，配偶子や受精卵の凍結，着床前診断などによって生殖を可視化できるようになり，妊娠する前から子どもの存在を意識することも起こってきている。"普通"であればできるはずの妊娠ができない"不妊"という状況が与える心理的影響も少なくなく，子どものいる生活／いない生活をどう受け止め，家族なりの物語を紡いでいくことを支えるために，生殖補助医療技術の知識をもったうえで心のケアを担う，生殖心理カウンセラーが増えてきている。

　妊娠初期は妊娠という事実を受け止め，身体的にも心理的にもその変化への適応を要求される時期となる。一方で，**胎児診断**で外科系疾患のほとんどが判明するようになり（窪田，2016），2013年には妊娠初期に染色体異常の一部を調べることのできる**新型出生前診断**（無侵襲的出生前遺伝学的検査：NIPT）が日本にも導入された。結果によっては妊娠を継続するかどうかといった葛藤を生

☕コラム　周産期医療における心理専門職の活動

　周産期医療における心理専門職の活動は，1980年代から1990年代にかけ，数名がボランティアや研究の目的で足を踏み入れたのがはじまりである。医師同士のつながりや，学会での発表の場を通して出会い，6名で1999年に立ちあげたのが周産期心理士ネットワークである。この時期は，まだ新生児の現場では，「後遺症なき救命」が第一命題であり，面会時間も数時間，抱っこできるのも退院間際という状況であった。また，ようやく退院してからの家族と子どもとの関係や，子どもの発達に目が向けられるようになってきていたタイミングであった。集中治療室でもある NICU の中で，ただ何もせずそこに"いる"ことしかできない心理専門職は，忙しく治療やケアにあたる医療スタッフから「心理職は何をする人なのか？」「私たちも心のケアをしている」という厳しい視線を感じていた。そのような中でも家族とともにあり続けるということを大切にしてきた。心の専門家である私たちは，赤ちゃんに面会に来る両親とともに赤ちゃんを見つめ，家族の思いを心理学的な視点から理解し，赤ちゃんの発達と親子関係の支援を NICU の中でどう行っていくのかを，他の医療スタッフと何度も議論をしていった。そうした活動の積み重ねが認められて，2010年には周産期医療体制整備指針において，臨床心理士等臨床心理技術者をスタッフとして位置づけることが明記された。2019年現在では，総合周産期母子医療センターの7割以上で，公認心理師をはじめとした心理専門職が活動してきている。「こころ」を動かして，目の前にいる「クライエント」と真摯に向き合うこと，その心理支援の原点は，「生」と「死」が近接する領域であるからこそ，より深く問われていると感じている。
　2020年からの COVID-19感染拡大は，NICU の場にも影響を与えている。多くの病院で面会制限が行われるようになり，家族がゆっくり赤ちゃんと出会えない状況が生み出された。家族と赤ちゃんの出会いの時期に，様々な制限がかかることが，その後の子育てや赤ちゃんの発達にどんな影響が及ぼすのか，今後注視していく必要があると感じている。

じさせるため，遺伝カウンセリングが必要とされているが，体制は十分に整えられていないのが現状である。NIPT に限らず，おなかの中の赤ちゃんに何らかの異常がある可能性を指摘された場合，親が予期せぬ事態に戸惑い，不安を感じ，受け止めるまでに時間がかかることはごく自然なことである。じつは，胎児の異常を理由にする妊娠中絶は，日本の法律では認められておらず「身体的又は経済的理由により母体の健康を著しく害するおそれのあるもの」（母体保護法第14条第1項）が拡大解釈をされて適用されている。また現在は，在胎22週が生育限界とされており，それ以降は母体を理由とした人工妊娠中絶はできない。しかし，出生前診断の結果，赤ちゃんに何らかの異常があることが判

明した場合，医師から「どうしますか」という問いが向けられることがある。それまで生まれてくるのが当たり前であったおなかの中にいる生命に対して，中絶が可能であることを伝えられたとき，その言葉に自分にとってはかけがえのないはずであった“いのち”に対する否定的なニュアンスを感じることもあるだろう。母子の一体感が強いときに告げられる赤ちゃんの異常の可能性は，赤ちゃんの実際の姿が目の前にいないためにモンスター化しやすく，自分を脅かす存在としてとらえられやすい。出産を選択するにしろ，中絶を選択するにしろ，家族に大きな葛藤をもたらすことになり，その後の親のメンタルヘルスや親子関係の形成に影響を与える。また重症悪阻や，高血圧などの合併症のため，妊娠中に母体の長期入院を余儀なくされることもある。妊娠することによって，食事や排せつなどにも制限がかかる状態は心理的負荷が大きく，また，早産になったり赤ちゃんに何らかのリスクが生じたりした場合，強い自責の念を感じやすい。多くの場合，心理専門職が専門的な介入をしなくても，助産師などのケアや周囲からのサポートをしっかりと受けることができれば，時間の経過とともに身体状態が安定したり，子どもが育っていったりすることによって乗り越えていく。一方で，妊娠・出産で傷つきを体験した場合，これまで育ってきた中で抱えてきた様々な葛藤が触発され，より不安定さを増してしまうこともある。妊娠・出産は自分の力を越えたところで起こってくるプロセスであり，努力したからといって結果が得られるわけではない。自分の力ではどうにもならないことを引き受けざるをえない時期だからこそ，周産期医療の場において，家族の心の揺れを抱えておなかの中にいる赤ちゃんと出会い，関係を築いていくプロセスを見守り支えていくことが必要となってくる。

2-2　総合周産期母子医療センターでの公認心理師の役割

　新生児医療の場では，1990年代以降，家族の心や子どもの発達を支えるケアが治療の柱の一つとなってきた。医師と看護師が中心であった周産期医療の場の中に，公認心理師をはじめとした心理専門職，社会福祉士（SW），理学・作業療法士（PT/OT），保育士，保健師など多様な職種がかかわり，チームとし

て赤ちゃんや家族を支えるような
体制が整えられている。

　NICU は，感染対策のため複数
の扉が設置されており手指消毒を
し，金属の扉を開けて入っていく
特別な空間であり，親はその向こ
うで医療機器に囲まれ，保育器に
入り，チューブにつながれた我が
子に出会う。親は，我が子が

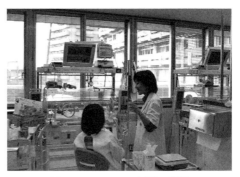

図4-1　NICU での活動の様子

NICU に入院となったという事実に圧倒されるとともに，痛々しい子どもの姿
に，「この子は本当に生きていけるのか」「自分が触ったら状態が悪くなってし
まうのではないか」といった怖さから，赤ちゃんと距離をとったかかわりとな
りやすい。一方の赤ちゃんも，状態が安定せず，相互交流の相手として十分に
機能することはできない。状態が刻々と変化し，未熟で反応が弱々しい赤ちゃ
んの存在は，親の傷つきや罪悪感といった内的な思いを刺激し，赤ちゃんの動
きや反応を，自分に対するネガティブなメッセージとして受け止めてしまうこ
ともある。またすべての赤ちゃんが元気で健康な状態で退院するわけではなく，
状態が急変し亡くなってしまう赤ちゃんもいれば，疾患や重度の障害を抱えて
生きていかなければならない赤ちゃんも存在する。家族は，「想像していた妊
娠・出産・元気な赤ちゃんの喪失に伴う**グリーフワーク**」と，「目の前の赤ち
ゃんとの関係を築く」という心理的作業を平行して行っていくことになる（永
田，2017）。そのため，親と子の関係を築いていくプロセスは，通常の妊娠・
出産と比べて一定の時間が必要となっていく（永田，2017）。

　では，NICU の"場"では，どう親と子を支えていけばよいのだろうか。
NICU では，特別なケアとして一部の赤ちゃんの家族にかかわっていくのでは
なく，入院となったすべての赤ちゃんの家族を対象としていく。多くの場合，
心理専門職は日常的に NICU の中にいて，赤ちゃんの面会に来ている家族に
ベッドサイドで声をかけていく（図4-1）。赤ちゃんが目の前にいることで触発

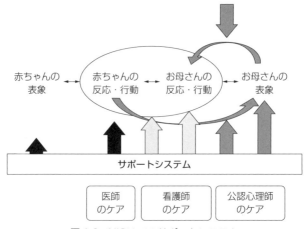

図4-2　NICUでのサポートシステム
（出所）Stern（1998）をもとに筆者作成

され，ぽつりぽつりと語られる親の思いを受け止め，一緒に赤ちゃんを見つめ，赤ちゃんからのメッセージを一緒に読み取っていく。こうしたかかわりは，NICUという非日常的な空間の中で，親―乳幼児心理療法（Stern, 1998 馬場・青木訳 2000）的な空間を作り出し，赤ちゃんの反応や動きに，親のどんな思いが揺さぶられているのかを扱っていくことを可能としていく。赤ちゃんの状態によって行きつ戻りつしながらも，赤ちゃんが生きようとしている姿や，育っていく姿に助けられて，親は妊娠・出産にまつわる傷つきを少しずついやし，現実の目の前にいる赤ちゃんと出会えるようになっていく。心理専門職は必要に応じて，別室での面接を行ったり，厳しい医学的説明の場に同席したりすることもあるが，家族のペースやニーズに合わせて柔軟にかかわっていく。その時々で揺さぶられる「こころ」の揺れを抱える器として機能することで，赤ちゃんと「いる（being）」ことを支え，家族の赤ちゃんとのかかわりを支えていくことが基本となる。

　こうしたケアは，医師が赤ちゃんの生命を支え，看護師が赤ちゃんのケアと家族のかかわりを支えてはじめて可能となる（図4-2）。一方で，NICUでは「生」と「死」が近接しており，救命のために必死で活動している医師や看護

師などの医療スタッフも様々な感情が揺さぶられやすい。また赤ちゃんに自分を重ね合わせしやすく，家族に対してネガティブな思いを触発されたり，早く親になることを無意識に求めたりすることもある。家族と赤ちゃんが NICU の中でゆったりと過ごすことができるようにするためには，守られた空間と時間を保障することが必要であり，医療スタッフの思いを受け止め，心理学的視点から見た家族の状態を伝えることで，医療スタッフと赤ちゃんと家族との橋渡しを行い，場自体を支えていくことも心理専門職の大きな役割となる。

2-3　小児科・フォローアップ外来での公認心理師の役割

　医療技術の進歩により，超低出生体重児（出生体重1000ｇ未満の児）のうち，500ｇ未満で出生した児であっても助かるようになってきた一方で，呼吸器等の医療的ケアが必要な重症新生児の在宅医療への移行の問題や，退院後の発達をどう支援していくのかが新たな課題となっている。

　低出生体重児や**早産児**は，脳や身体の発達が十分に成熟をしていない状態で生まれてくる。NICU という胎内とはまったく違う光や音の環境の中で，採血や点滴など痛みを伴う処置を受け，状態が安定しにくい状況が続いていく。また保育器等に入っている状態では，親からオンタイムでのケアを受けることはできず，安静化のためのかかわりを周囲から得ることが通常に比べて困難である。退院時になっても未熟性が認められることがあり，退院後の育てにくさにつながることもある。長期的な**フォローアップ**（経過観察）の結果，1500ｇ未満で生まれた極低出生体重児は神経学的な障害の発生頻度が高いだけではなく，明らかな障害がみられない場合であっても，神経発達症／発達障害をはじめとした発達の問題や，学習面・行動面の困難さが多く認められることがわかっている（永田，2016；竹内他，2019）。また，新生児期に外科手術を受けている子どもや，先天性心疾患の子どもたちも，同じように発達の遅れやアンバランスさ，適応の困難さが報告されており（窪田，2016；永田，2016），助かった赤ちゃんと家族の **QOL**（quality of life）をいかに保証していくのかが問われるようになっている。現在では，NICU の中から発達ケア（developmental care：

DC）が行われるようになり，小学校入学後までフォローアップが行われるようになった。その中で，公認心理師は，発達・知能検査の実施や結果をフィードバックする形でガイダンス面接を担当することが多い。フォローアップ外来の場は家族と子どもを理解し，対応を一緒に考えていく支援の場であり，場合によっては，個別支援や地域の支援へとつなげる役割を担うこともある。長期的にかかわることで，親子の育ちに寄り添った支援も可能となることが少なくない。

3　子育てを地域で支える

3-1　保健センターでの妊娠期からの支援

　保健センターの業務の一つに**母子保健**があり，母子手帳の交付，パパ・ママ教室（妊娠中），新生児訪問，3〜4か月・1歳6か月・3歳児健康診査（健診）など，長期的なフォローアップや必要に応じた支援が，どの親子にも届けられている。**産後うつ病**が1割程度の母親に認められること，児童相談所による虐待の相談件数が，2020年度に20万件を超えてきている（厚生労働省，2021）ことなどから，子育てが困難とならないような予防的介入が急務となっている。そうした中，**妊娠期からの切れ目のない支援**体制の構築と，子育て世代包括支援センターの整備が自治体に求められることとなった。多くの自治体では，母子手帳交付のときに面接を行い，生活の状況や精神的な状況，サポート体制などを聴取し，社会・経済的なリスクなど，出産後に子育ての支援が必要な妊婦の場合は，**特定妊婦**としてより手厚い支援を行っている。また産科や周産期医療機関から地域へと支援をつなげていくようなシステムが整えられてきており，継続的な支援が必要とされた家庭には，養育支援訪問が行われたり，地域の支援機関につなげていくなど地域の見守りの中で子育てが支援されるようになってきた。妊娠期から乳児期においては，公認心理師が一次支援として妊産婦とかかわることは少ないが，心理的な視点からアセスメントをすることで，チームの一人として，支援を担当する他の職種とのかかわりを支えていくことも重

要な役割となる。また，乳幼児健康診査等で他の職種が「気になる」と判断した親子や，相談を希望した親子を対象とする形で，心理相談を担当することもあるだろう。保健センターの枠組みの中では，継続的な心理面接の場が設定されていないことも少なくなく，1回の面接で急性一過性の育児危機に対する危機介入である**短期危機介入**や，子どもの行動や反応に対して解説・助言をするとともに，育児の安心と自信がもてるように支持的に面接する**発達ガイダンス**を行ったり，他職種・他機関と支援の方針を共有し，次の支援の場へとつなげていくことも公認心理師の一つの役割となっていく。

3-2　子育て支援センターの果たす役割

　地域には**子育て支援センター**が整備され，親子広場や子育てサロンなど，様々な子育てに関するサポートシステムが整えられている。安全で安心して遊べる場を親子に提供するとともに，日常的な子育ての相談に応じることで子育てを支えていくことが子育て支援センターの大きな役割である。一方，虐待などの子育ての困難さや，発達障害をはじめとした，保健センターで行われる1歳6か月・3歳児健診では把握しにくい支援の必要な子どもとその親への対応も求められている。自治体によっては，要支援の親子への教室を開催したり，心理面接の場を設けたりしており，そこにスタッフの一人として公認心理師がかかわることも増えてきた。

　評価されることに敏感になりやすい乳幼児期に，評価を目的としない場であるとともに，地域に開かれている子育て支援センターは，どの親子にとっても敷居が低い。また子育てを支援するというメッセージが明確に打ち出されており，親と子ができるだけよい形で日々が過ごせるように一緒に考えていく場として，支援教室や心理面接が位置づけられやすい。一方で，困り感や問題意識が十分ではないまま，周囲が「気になる」ということで公認心理師のもとにやってくることもある。本人が何に困っていて，面接に来ることをどう感じているのかを丁寧に拾い上げながら，その場でできることとできないことを見極めたうえで，地域にある資源をふまえた支援を検討していくことが必要である。

3-3　保育所・幼稚園等で行う子育て支援

　最近では共働きの家庭も増え，乳児期から保育所に通うことも増えてきた。保育の場では，送迎のときに親や家族と接することも多く，日常的に子どもの置かれている状態が把握できるとともに，家族と子どもの姿について共有することも可能となっている。子どもに対する理解やかかわり方を共有する機会を通して，子育ての相談に応じたり，子どもと向き合うことがなかなか難しい親子に対しては，長時間子どもを預かり，子どもをしっかり園で抱えることで発達を保障することも可能となる。最近では**スーパーバイザー**や**保育カウンセラー**として心理専門職が勤務することも増えてきた。日常的に保育の場にかかわり，子どもの集団内での姿からアセスメントを行ったり，家族とのかかわりについて保育士・幼稚園教諭にコンサルテーションをすることで，子どもの発達を支援したり家庭とどうコミュニケーションをとるのかについて支えていく。また各年齢に沿った子どもの心理的発達や特徴についてガイダンスをすることで，保育所・幼稚園という"場"自体を支えていく役割を担うことも多い。ときには保護者面接を実施したり，必要な支援につないでいったりする役割を担うこともある。最近では，家庭での養育が難しい子どもや，障害を抱えている子どもを保育所で預かるだけでなく，保育の中で専門的な支援を提供することも求められるようになってきており，公認心理師に対する期待も大きくなりつつある。

4　地域と医療で親子を支える

4-1　多機関・多職種で抱えていくということ

　違う職種や違う機関が，それぞれの立場から子どもと家族をとらえ，家族を支える**チームとして協働**できたとしたら，子どもと家族に「**抱える環境**」（Winnicott, 1987）を提供することが可能となるだろう。しかし，子どもにかかわる専門職の人々も，それぞれがこうあるべきという親像や親子の姿を持っている。そのため子どもに同一化して，親を責めるような感情が沸いてきたり，

親に過剰な期待をかけたりすることもあるだろう。また様々な機関や職種がかかわるときには，それぞれの間で見えてくる親子の姿が異なることも少なくない。自ら心理面接を望んで外来型の相談機関に来る場合を除き，妊娠・出産・子育てのはじまりの時期のかかわりは，個別に面接をするというスタイルではなく，“場”を含めた支援を行っていくことが必要になる。子どもと家族をアセスメントするだけでなく，子どもや家族とかかわる専門職や，家族とかかわっている機関や地域といった“場”の中で，どういった力動が生じており誰が何を問題としているのかを見極めることが一番求められる。子どもと家族を多職種・多機関が緩やかに連携をしながら支援することができるようサポートすることも心理専門職の大切な役割となる。そのためには，心理専門職が家族と子どもを尊重して出会うこと，子どもを知り，家族の思いを知ることとともに，その家族ができること・できないことを的確にアセスメントをすること，また家族を取り巻く環境や，地域の資源を知り，その中で何が起こっているのかについて**包括的アセスメント**を行うことで，はじめて支援が可能となっていくだろう。

架空事例

　Aさんは早産で低出生体重児を出産した。NICU 入院中に何度も不安を訴えており，Aさんは赤ちゃんに恐る恐るとしかかかわることができず，誰かが横についているとなんとか抱っこできるものの，一人になると泣いた赤ちゃんに対応できないことが多かった。声をかけた NICU の公認心理師に，妊娠の戸惑いを語り，「赤ちゃんは私がうまくできないのを怒っているみたい」と自信なさげに訴えた。公認心理師はAさんと赤ちゃんの面会のときに声をかけ，Aさんの思いを受け止めながら，赤ちゃんからのサインを一緒に読み取っていくことで，赤ちゃんとのかかわりを支えていった。Aさんは少しずつケアにも積極的に参加するようになっていったが，退院後の育児のサポートも期待できず，抑うつ的な状態が続いていたため，退院を意識するようになった段階で，地域の支援を利用することを勧めた。退院前に地域の保健師が病院を訪問し，スタッフも交えた面談で，退院後は病院でのフォローとともに地域で子育てを支え

ていくことが伝えられた。

　NICU 退院後は家庭訪問員による養育支援訪問が定期的に行われ，その中で，実家との関係の複雑さや，精神的な波がみられることが把握されるようになった。家庭訪問員は，積極的な介入が必要と判断し，子育て支援センターの公認心理師が心理面接を担当することになった。公認心理師は，定期的に面接を行っていくとともに，「あなたと赤ちゃんを支えていくために，面接の内容の一部を訪問員と共有していいか」と確認したところ，「すべて話してもらって構わない」とＡさんは答えた。病院，保健センター，市役所などを含めたケース会議には公認心理師も参加し，心理学的な見立てや支援の方向性について他の職種と共有していった。また日中，親子で過ごすことは危険（母親の負担が大きい）と判断され，子育て支援センターの遊び広場に保健師が同伴し，訪問員が保育所への入所を勧奨した。Ａさんは支援を利用することへの抵抗を心理面接で語りながらも，生後半年で子どもは保育所に入所することとなった。心理面接の中で保育所との連携について了解を得て，事前に子育て支援センターと保育所での支援の方針について確認が行われた。子どもは保育所に来るだけでも温かく迎え入れてもらえたことで，休まず継続して通えるようになっていった。

　まず地域全体の方針を決定し，それぞれが役割を調整しながらＡさんを支えた。その中で公認心理師は，現実的なサポートは地域に任せ，子どもを育てる中で触発されたＡさん自身の内的な思いを，定期的な心理面接を行うことで整理していった。当初，精神科受診に抵抗していたＡさんだったが，しっかりと支えてもらえているという実感をもつことができるようになったことで，受診を決意した。人との関係を維持することが難しいＡさんだったが，地域の中で，様々な機関・職種に支えられながら子育てをしていった。

4-2　これからの支援のために

　妊娠・出産・育児の初期に，自分から公認心理師のもとにやってくる母親は多くない。一方で，妊娠に伴う身体変化だけではなく，生活スタイルや自分と

周囲との関係の取り方など様々な変化を伴うことになる。そのためこの時期は精神的に不安定になりやすく，リスクにもチャンスにもなる時期となる。場全体に心のケアの視点を提供することは，親子を何重にも見守り支える「**抱える環境**」（Winnicott, 1987）を整えることにつながっていく。

　他職種が，子どもやその家族とかかわっていて何らかの「気になる」ことを意識した場合，公認心理師につながってくることがある。ただ自分から心理支援を求めたわけではない場合，公認心理師と面接をすること自体が，特別なことのように感じられ，親として評価されているのではないかなどと侵襲的に感じる人もいるだろう。子育てはいろいろな人にサポートをしてもらいながら行うものであること，家族と赤ちゃんがよりよくやっていけるように一緒に支えていきたいと思っていることを伝え，目の前の赤ちゃんと家族を尊重して出会うということを，何よりも大事にしていく必要がある。またこの時期は，親と子の物理的・心理的距離も近く，お互いに強く影響し合っている。親と子と別々ではなく同席で面接をすることも少なくなく，赤ちゃんと一緒にいることで親に沸き起こってくる様々な思いを，公認心理師・親・子の三者の関係の中で扱っていく親―乳幼児心理療法（Stern, 1998）といった治療的かかわりも可能となる。

　この時期の支援の大前提として，まずはケアを届けることが何よりも大事である。一方で，どの時期に心理面接を受けることを希望するかは，家族が選択することでもある。公認心理師が直接かかわるよりも，一次支援を行う他のスタッフのバックアップに徹し，間接的にかかわることがより適している場合もあるだろう。私たち公認心理師に今，何ができて，何ができないのかをきちんと意識し，多職種と緩やかに連携をとりながら，何よりも赤ちゃんと家族を中心において支援をしていくことが必要なのではないだろうか。

❖**考えてみよう**
　妊娠・出産は，周囲からの祝福と喜びにあふれていると思われがちだが，人の一生の中で「生」と「死」が最も隣り合わせで存在する時期である。自分の子ど

もが疾患や障害をもつリスクを持って生まれてくる，あるいは生まれてくる可能性があったとしたらどう考えるだろうか？　自分にとって「家族」をつくることや，「いのち」をどう受け止めるのか，一度立ち止まって考えてみよう。

もっと深く，広く学びたい人への文献紹介

永田　雅子（2017）．新版　周産期のこころのケア——親と子の出会いとメンタルヘルス——　遠見書房
　　☞マタニティブルーズや産後うつ病などの周産期のメンタルヘルスに関する研究とともに，この時期の心のケアのあり方についてまとめたものである。
永田　雅子（編）（2016）．別冊発達32　妊娠・出産・子育てをめぐるこころのケア——親と子の出会いからはじまる周産期精神保健——　ミネルヴァ書房
　　☞妊娠・出産・子育て期の支援における様々な職種や，異なる機関のあり方をそれぞれの立場から執筆したものである。
窪田　昭男・齋藤　滋・和田　和子（編著）（2014）．周産期医療と生命倫理入門　メディカ出版
　　☞「いのち」の始まりの時期に何が起こっているのかを考えさせられる本である。
本城　秀次（2011）．乳幼児精神医学入門　みすず書房
　　☞乳幼児を対象とした臨床や研究の歴史を概観し，乳幼児精神医学の可能性を示した入門書である。

引用文献

Cogill, S. R., Caplan, H. L., Alexandra, H., Robson, K. M., & Kumar, R. (1986). Impact of maternal postnatal depression on cognitive development of young children. *British Medical Journal* (*Clinical research ed.*), *292*(6529), 1165-1167.

Field, T. M. (1984). Early interactions between infants and their postpartum depressed mothers. *Infant Behavior and Development, 7*(4), 517-522.

橋本　洋子（2011）．NICU のこころのケア　第2版——家族の心に寄り添って——　メディカ出版

国立社会保障・人口問題研究所（2015）．第15回出生動向基本調査（結婚と出産に関する全国調査）　https://www.ipss.go.jp/ps-doukou/j/doukou15/doukou15_gaiyo.asp（2021年12月25日閲覧）

厚生労働省　人口動態調査　結果の概要　https://www.mhlw.go.jp/toukei/list/81-1a.html（2021年12月25日閲覧）

厚生労働省（2021）．令和2年度　児童相談所での児童虐待相談対応件数（速報

値）　https://www.mhlw.go.jp/content/000824359.pdf（2021年 9 月 7 日閲覧）

窪田　昭男（2016）．外科系疾患をもってきた子どもと家族　永田　雅子（編）　別冊発達32　妊娠・出産・子育てをめぐるこころのケア——親と子の出会いからはじまる周産期精神保健——（pp. 144-151）　ミネルヴァ書房

永田　雅子（2016）．ハイリスク児の精神発達に関する長期追跡　精神科治療学，*31*（7），901-906.

永田　雅子（2017）．新版 周産期のこころのケア——親と子の出会いとメンタルヘルス——　遠見書房

日本産科婦人科学会（2019）．平成30年度倫理委員会　登録・調査小委員会報告 2017年分の体外受精・胚移植等の臨床実施成績および2019年 7 月における登録施設名　日本産科科学会雑誌，*71*（11），2509-2573.

Papousek, H., & Papousek, M. (1987). Intuitive parenting: Adialectic counterpart to the infant's integrative competence. In J. D. Osofsky (Ed.), *Handbook of Infant Development* (2nd ed., pp. 669-720). New York: Wiley.

Stern, D. N. (1998) *The motherhood constellation: A unified view of parent-infant psychotherapy*. New York: Taylor & Francis.
（スターン，D. N.　馬場　禮子・青木　紀久代（訳）（2000）．親—乳幼児心理療法——母性のコンストレーション——　岩崎学術出版社）

竹内　章人・高橋　立子・永田　雅子・福利　美保・新井　洋・城所　博之・出口　貴美子・久保　健一郎・井上　健・森岡　一朗（2019）．超早産児における神経発達症の臨床像とその病態　日本小児科学会雑誌，*123*（4），661-673.

Winnicott, D. M. (1987). *Babies and their mothers*. England: The Winnicott Trust.
（ウィニコット，D. M.　成田　義弘・根本　真弓（訳）（1993）．赤ん坊と母親　岩崎学術出版）

山下　洋・綿井　友美・吉田　敬子（2016）．産前・産後のメンタルヘルス　永田　雅子（編）　別冊発達32　妊娠・出産・子育てをめぐるこころのケア——親と子の出会いからはじまる周産期精神保健——（pp. 10-18）　ミネルヴァ書房

第 5 章　医療・保健領域における
子どもの心理発達支援
——子どもの声を聴き，養育者と協働し，社会とのつながりを育む

吉岡彩子

> 本章ではまず，現代に生きる子どもの体験の理解を試みるために，子どもたちが生きる様々な状況に言及する。次いで，医療・保健の現場で出会う子どもと家族のアセスメントと支援について，さらに，子どもの発達をサポートする養育者や専門家との協働・連携について学ぶ。

1　子どもの心と出会うために

1-1　現代の子ども事情と公認心理師に必要な知識

　子ども時代は，ヒトの一生の中でも心身の変化が急激に起こり，人とのかかわりの影響を受けやすく，成長発達の著しい時期である。子どもは，大人とは異なる配慮が必要な存在であり，私たちは子ども一人ひとりの権利について考え，子どもの福祉にとって何が最善か考え続けることが大切である。1989年に国連は**子どもの権利条約**（児童の権利に関する条約）を策定し，日本は1994年に批准している。子どもの自由や権利を保障し，安全安心に暮らすための法律には，**児童福祉法**（1947年），**児童虐待防止法**（児童虐待の防止等に関する法律）（2000年），**いじめ防止対策推進法**（2013年）がある。小児科や精神科のクリニック，地域の総合病院の小児科には，子どもの精神保健や心身の発達の問題のみならず，その地域に暮らす子どもと家族の様々な問題が持ち込まれる。基本的な法律の知識を念頭に置いたうえで，医学・司法・教育・福祉といった子ど

もの発達にかかわる専門家と連携や協働を行うことは必要不可欠である。

　近年，子どもの虐待件数は増え続け，虐待によって死亡するケースが後を絶たない。子どもの貧困や不登校は社会的な問題となっている。また外国籍の子どもと家族は，人権を保障されずに生活している。インターネット社会において他者との交流の質は変化し続け，子どもは大人の働き方の変化や生活スタイルの多様化からの影響を受けている。個人の性別認識における多様性もあり，LGBT（レズビアン，ゲイ，バイセクシャル，トランスジェンダー）や自身のジェンダーを男性・女性のどちらかに限定しないノンバイナリーという概念がある。子どもの発達の理解には，子どもの身体の発達や精神医学に関する知識の他，社会の変化や地域性，言語や文化的背景についても関心をもち，自分なりの考えをもっておくことが役に立つだろう。

1-2　子どもの心の発達に関する基礎知識

　子どもと養育者との関係性をみる枠組みとして，ボウルビィの**アタッチメント理論**（Bowlby, 1969 黒田・大羽・岡田・黒田訳 1991）が役に立つ。子どもは，母親などアタッチメント対象である**安心の基地**（secure base）から離れ，新しいことを知り，人とのつながりを育んでいく。そして，恐怖や危険を感じたときには安心の基地に戻り，保護を求め，心を落ち着ける。こうした動きは，子どもの好奇心や活力を維持し，経験を深く理解することの土台となる。子どもの**アタッチメント**の特質には四つの類型がある（Ainsworth, 1978；Main & Solomon, 1990）。母親との分離の際には泣き叫んだり後追いをしたりするが，母親が戻ってくると喜び，すぐに落ち着き遊び始めることのできる「安定型」，母親が去ったことに気づかないかのような様子でそれまで通りに遊び続ける「回避型」，分離の前後とも母親にしがみつき落ち着くことのできない「アンビヴァレント型」の三つの分類に加え，後に「無秩序・無方向型」という第四の類型が発見された。これは，トラウマ的な養育を受け，まとまりのある一貫した方略を発達させることに失敗した子どもにみられ，この類型の子どもの親もまた，同じタイプのアタッチメントをもつ傾向が強い。子どもと母親の分離

と再会の場面に注目し，親の交流スタイルと子どもの反応との関連性について注目することは，子どもの情緒発達や他者との関係性の質をみるための有用な視点となるものである。

　また，子どもは新生児の頃から人や環境に対してたんに受け身でいるのではなく，主体的・能動的にそれらに働きかける存在であり，人への興味関心を発揮していることが知られている（Stern, 1985 小此木・丸田監訳 1989, 1991）。スターンは，**情動調律**をしてくれる養育者など，他者とのかかわりを通じて**乳児の自己感**が発達する様を描いている。子どもは，胎児期や新生児期から主体的に環境にかかわり，環境との相互的・互恵的関係を築いていくことがわかっている。言葉を発する以前の子どもの体験世界は，言葉を獲得した以降も子どもの心の底流にあり続ける。子どもの非言語的コミュニケーションに注目することは，乳幼児の心の世界を理解するだけでなく，子どもをより深く理解するために役立つものである。

2　子どもと家族のアセスメント

2-1　リスクマネジメントの視点

　子どもや養育者と出会った際に，最初に留意すべき点がいくつかある。まず，子どもの心身の発達を阻害する危険性がどの程度差し迫っているのかという視点である。たとえば，年齢に比して低身長，低体重といった身体発育上の問題があれば，背景に**身体疾患**や**精神疾患**，**ネグレクト**含め，種々の**虐待**の要因や可能性の有無を確認する必要がある。過度に脅えた様子など，通常みられない反応を子どもが示したり，養育者の言動が子どもの心身の安全を脅かしていると認められる場合，また，養育者やきょうだいが身体疾患や精神保健上の問題を抱えている，家庭内暴力（DV）やいじめの問題が背景にある，子どもが犯罪行為に接触している，家庭が経済的に困窮している場合等も，その家族全体の心身や生活の安全の確保をするべく，他職種や他機関との連携において，子どもと家族への支援の手立てを検討すべきである。

　次に，とくに思春期・青年期の子どもが抱えるリスクについてふれる。思春期・青年期は精神保健上の問題が顕在化し，精神疾患の発症のリスクが高まる時期であり，**自傷**行為から**自殺**へ向かうリスクを抱えている場合がある。10代の自殺者は，2010年から2019年までの10年間，年間500〜650人余りで推移していたが，2020年は770人余りと増加した。15〜19歳では自殺が死因の第1位，10〜14歳では第2位である（厚生労働省，2021）。子どもの自殺は，いじめや友人関係といった学校や集団生活にかかわる要因の他，家庭や精神疾患など複数の要因が重なることでリスクの高い状態が生じ，そのうえで何らかのストレッサー（第2章参照）が引き金になって起きる場合が多い。そのため，子どもとかかわりのある人や機関によるサポートが多いほど，そのリスクは低くなる。精神科医療をはじめ，児童福祉や教育機関との連携が必要不可欠なのである。

2-2　養育環境のアセスメント

　子どもが医療機関に一人で来談することはまずないだろう。養育者を含め，誰がどのような動機や目的をもっているのか，誰にどのようなアプローチを行うことが最善なのかを見立てる必要があり，そのために家族を含めた養育環境のアセスメントを行う。主な養育者との関係性は子どもの育ちにとても重要であるが，きょうだいや祖父母等親戚との関係性もまた重要である。また，ペットや好きな遊びなど，子どもが心を生き生きとさせるようなつながりがあるかどうかや，それを養育者が認め保護しているかどうかも重要である。子どもは家庭や学校，地域の価値観や文化，生活様式といった社会的文脈の中で生物—心理—社会的に成長発達を遂げていくという視点が大切である。

　胎児期から乳幼児期の養育者との関係性は，子どもの情緒発達や他者とのコミュニケーションの発達に直接影響する。主たる養育者の抑うつ状態を含む精神保健上の問題，身体的状態，そしてその時期の養育者に対する育児のサポートの有無や程度を含めて聴き取り，子どもの生育歴を組み立てていく。養育者自身が被虐待的な環境に育った場合，自分の子どもを育てる際には，自分と同じ経験をさせまいと考えている養育者は多い。しかし，養育者自身のアタッチ

メントや内的作業モデル[1]は子どもとの関係
に影響する（Fonagy, Gergely, Jurist, &
Target, 2004）。目の前の子どもがどのよう
な環境に生まれ育ち，どのような関係性を
体験し，どのように自己を形作ってきたの
か検討するために，家族については少なく
とも3世代（祖父母の代）まで遡り，家族
の心理社会的な歴史を把握する必要がある。

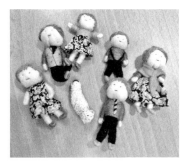

図5-1　家族人形

2-3　子どもの心理発達のアセスメント

　アセスメントの目的は，成長発達の途上である子どもに対して，どのような
支援がどのタイミングでなされるとよいかを検討することである。アセスメン
トの方法の主なものには，**検査法**，**観察法**，**面接法**がある。検査法には，発達
検査，知能検査，パーソナリティの検査といった様々なツールがある。種々の
検査法が何を測るものかを把握し，検査の手順や方法を遵守することが重要で
ある。また，子どもの母語や使用言語，感覚器や運動機能のあり方を事前に把
握し，目的に適した検査法を組み合わせる。また，検査データだけでなく，検
査場面の詳細な観察，生活場面の様子の聴き取り，遊びを通した観察，養育者
との分離・再会時を含む双方のふるまいの観察を合わせて，総合的にアセスメ
ントすることが重要である。

　子どもの情緒的発達，コミュニケーションや対人関係の発達のアセスメント
は，観察法や面接法を通して行う。観察法の一つには，タビストック式乳幼児
観察[2]（Miller, Rustin, Rustin, & Shuttleworth, 1989　木部・鈴木・脇谷監訳　2019）が
ある。観察法や面接法を行う際には，子どもが自身の内的世界を表現しやすい

➡ **1**　過去の相互作用経験にもとづき，アタッチメント対象や自己が関係性の中でどの
　　ようにふるまうのか，どのようなことが起こるのかを予測する心のモデル。
➡ **2**　乳児の生後間もなくから2年間，毎週1時間直接観察を行い，乳幼児の情緒やコ
　　ミュニケーションの発達，パーソナリティが形作られる過程を体験的に学んでいく
　　方法。

ように，年齢や発達水準に応じておもちゃなどの用具を準備する（鵜飼，2010）。子どもにとって危険なものがなく，公認心理師自身が子どもの体験している世界や，子どもとの交流について観察を行うことができ，子どもについて考えられるシンプルで落ち着いた環境であることが望ましい（図5-1はアセスメントやプレイセラピーで用いる家族人形である。その他に，動物のフィギュア，ミニカーなどのおもちゃ，描画や工作の用具を準備する）。

3　身体疾患・発達障害・心的外傷をもつ子どもの心理発達支援

3-1　身体疾患をもつ子どもと家族への支援

　この項では，遺伝子疾患や様々な慢性疾患，それらに伴う機能障害など，長期にわたる治療が必要な疾患や，障害を抱える子どもと家族への支援について述べる。

　検査や治療については，その子どもの年齢や理解力に応じた説明がなされ，同意（インフォームド・コンセント）のもとで行うべきである。病院といった慣れない物事や人に囲まれた環境のもとで，子どもが緊張や不安を呈するのは自然で健康な反応である。治療や検査に対して子どもが主体的に取り組むことが重要であり，大人はそれをサポートする。ただし，子ども自身の年齢や病状等により，子どもに伝わるような十分な説明が行えず，子どもが理解することが難しい場合や，子どもに十分な表現手段や方法がなく意思表示が難しい場合がある。その場合，養育者が代理で意思決定を行うこととなる。こうしたときに，養育者や医療チーム内で考えの相違が生じ，意思決定のプロセスが困難な状況になることもある。このような場合，異なる意見の一つひとつが子どもの意思を代弁しているものである可能性を考慮し，養育者を含めた関係者内の対話を諦めず，ねばり強く考え続けることが重要である。また，主な養育者をはじめ，きょうだいを含めた家族がどのような体験をしているのかを考え，子どもを含む家族全体の福祉の観点をつねに心に留め置き，子どもと家族を専門家チームで支えることが重要である。

　入院治療においては，子どもが親密な他者との関係性，すなわち**アタッチメ
ント**を維持できるような環境を設定することが重要である。また，子どもが**遊
ぶこと**を保障される環境が不可欠である。遊びは，気分転換やリラックスの効
果だけでなく，活力・想像力といった子どもの生命力にかかわる活動である。
子どもはしばしば遊びの中で自分の思いを表現する。遊びを通して受け取った
子どもの思いを他職種と共有できるようにするのも，公認心理師の重要な役割
である。公認心理師が生活場面の観察やプレイセラピーを通じて，子どもがど
のような体験をしているのか，子どもが自分自身や他者をどのように感じてい
るのかをアセスメントし，さらにこれらを養育者や他職種との間で共有するこ
とは，子どもの発達を促進する環境を作ることに役に立つだろう。

3-2　発達障害をもつ子どもと家族の支援

　発達障害には，認知発達の遅れと生活上の困難が問題となる**知的能力障害**，
不注意や集中力の持続困難，多動といった行動のコントロールに問題のある**注
意欠如・多動性障害**（Attention-Deficit/Hyperactivity Disorder：ADHD），書字
や読字，計算といった限局された領域に問題が現れる**限局性学習障害**
（Specific Learning Disorder：SLD）（以前は学習障害［LD］ともいった），感覚や
認知，情緒の面で対人関係やコミュニケーションに広く困難をきたす**自閉スペ
クトラム症**（Autism Spectrum Disorder：ASD）等がある（American Psychiatric
Association, 2013 高橋・大野監訳 2014）。現代の神経科学の知見からは，情緒的
な経験が脳の構造や機能に影響を及ぼすこと，脳の構造や機能が急速に発達し
可塑性（神経の機能が変化していく際に，その発達や停滞が補塡・回復される性質）
のある子どもの時期の情緒的経験が，子どもの主体性を育み，コミュニケーシ
ョンを含む生活面の困難を緩和することが知られている（Schore, 1994）。

　本項では自閉スペクトラム症をもつ子どもの支援について述べていく。子ど
もの自閉症についてのはじめての記述は，カナー（Kanner, 1943）による早期
幼児自閉症である。彼は，視線が合わず他者とかかわれない，自閉的で孤立し
ている，象徴的な遊びがみられないといった，認知的能力に障害のある子ども

について報告した。同じ頃，アスペルガー（Asperger, 1991）（原著は1944年）は，多くの点でカナーの記述した子どもと似ているが，言語発達には障害のない一群の子どもについて報告した。カナーの長年の経過観察からは，それぞれの子どもの発達の程度はとても幅広く，現代でいう「スペクトラム」を形作っていたが，ウィング（Wing & Gould, 1979）による「三つ組の障害」——社会的相互作用，コミュニケーション，想像的な活動の障害——という特徴をもつことは概ね合意されている。

　自閉スペクトラム症には遺伝的な素因があり，脳神経発達上の特性によって起こると考えられている。ただし，スペクトラムという概念が示す通り，遺伝的要因と環境的要因との相互作用によって，特性の強い状態から弱い状態まで様々な状態像が認められる。自閉スペクトラム症を認知理論から説明すると，自閉スペクトラム症者は「心の理論」の獲得に困難を抱えていると考えられている。これは物事を他者の視点から見る，すなわち人の身になって考える能力であり，神経科学的な発達特性により，そのような認知が困難である障害という説がある（Baron-Cohen, Leslie, & Frith, 1985）。対照的に，情緒的関係の発達に着目したトレバーセン（Trevarthen, 1980）は，母親と赤ちゃんの相互作用のパターンをビデオに記録し，母子間に「原会話（protoconversations）」という音楽のようなリズムが生じていることに注目し，話し言葉によるコミュニケーションが「原会話」から発達すると論じている。また，子どもと大人が外界の対象や経験を共有する「**二次的間主観性**」の有無は，親子が情緒の状態を直接共有する「**一次的間主観性**」が築かれているかどうかによるとした。同様に，ホブソン（Hobson, 2002）は，養育者と乳児の間の情緒の状態の共有から認知の発達が生じると論じている。トレバーセンやホブソンは，自閉スペクトラム症の子どもにとっての，養育者との情緒経験の重要性を強調している。

　子どもの行動や認知に注目した支援には，応用行動分析（ABA）やTEACCHが挙げられ，いずれも集団療育や個別の治療場面で取り入れられている。**応用行動分析**（applied behavior analysis：ABA）は，人間の行動原理にもとづいて子どもの行動に注目し，問題となる行動を減らし適切な行動を増や

すよう働きかけるものである。子どもが行動を学習することにより，主体的に社会参加をすることを目指している。**TEACCH**（treatment and education of autistic and related communication handicapped children）は，自閉スペクトラム症等のコミュニケーションに障害のある子どもやその家族への包括的支援プログラムである。認知理論と行動理論を組み合わせ，環境を適切に**構造化**することで，子どもの学習の効果を上げ，発達上の特性を補い，コミュニケーションや社会生活上のスキルを上げる取り組みである。

　一方，**精神分析的心理療法**は，子どもの情緒に細心の注意を向け，自閉スペクトラム症から生じる情緒や言葉の発達を含む対人関係に注目し，子どものもつ潜在的な可能性や能力の妨げとなるものを減らしていく方法である。

　情緒の共有やコミュニケーションの問題を抱える子どもに長い間接してきた家族は，子どもとの関係において無力だと感じ，自身の育児を専門家に批判・非難される不安を抱えている。また，自閉スペクトラム症という診断や家庭生活が困難になるほどの子どもの行為によって，心的外傷を受けている（Klauber, 1999 倉光監訳 2006）。養育者が自分の子どもを理解し，養育能力への自信を取り戻すサポートが重要である。

3-3　心的外傷を受けた子どもと家族の支援

　心的外傷（トラウマ）とは，通常の心理的防衛では心を保護することができない圧倒的な経験を指す。自然災害・火事・交通事故・病気や手術といった非日常的な恐ろしい出来事の経験の他，ネグレクトや面前 DV を含む虐待が日常的に繰り返されてきた経験も心的外傷体験となる。ネグレクトや虐待を受けた子どもは，生活の基盤や他者との関係を実際に失うだけでなく，想像力や活力，他者に影響を与えたり他者からのよい経験を受け取ったり，他者とよい経験を共有することが困難になるという二重の剥奪を被る（Henry, 1974）。虐待は，DV や世代間伝達，貧困といった複合的な問題から生じる場合が多い。中でも性的虐待は，ネグレクトと心理的虐待，身体的虐待が複雑に絡み合った中で起こり，子どもの心に深刻なダメージを与え，精神保健上の問題を引き起こ

す可能性が高い。

心的外傷の耐え難い苦痛の体験は，**解離**³や**攻撃者への同一化**⁴（Freud, 1966 牧田・黒丸監訳 1982）（原著は1936年）という，被害者自身が生き残るために必要な心理機制（防衛機制）を引き起こし，それらは非言語的コミュニケーションによって他者に伝えられる。これらの防衛機制は，長引くと心身の健康を脅かし，現実を認識する力や情緒発達を妨げ，他者との友好な関係性やコミュニケーションを阻害するという新たな問題を引き起こす。そして，協働する援助者たちに子どもの苦痛が投影され，援助チームが混乱に陥り，チームのコミュニケーションの破綻，人間関係の断絶が引き起こされる。また，心的外傷を抱える子どもと家族にかかわる援助者は，子どもの体験世界に共感することで，自らの心にも外傷を負う（**二次受傷／代理受傷**）。

心的外傷体験はなかったことにはできない。援助者の仕事は，子どもがその経験について情緒的に圧倒されることなく，主体性を取り戻し，恐怖の世界や無力な自分自身から回復する手助けをすることである。援助者が留意せねばならないのは，トラウマとなる出来事の直後に外傷体験の表出を促すことは回復を妨げる恐れがあるため，体験の表出はその子どもの適切なタイミングで，子どものペースで，安全な場で行われることである。最初に提供される心理学的支援は，子どもと養育者への**心理教育**⁵を含めたコンサルテーションである。子どもが不安や恐怖反応，不眠や心身の不調，無気力や落ち着きのなさ，情緒不安定など，普段と異なる言動を示す際に，それらが非常事態における自然な反応であることを，子ども自身や周りの大人が知っておくことは重要である。**リラクゼーション**も効果的である。より専門的な治療介入が必要となるのは，心的外傷体験となる出来事が起こった後に，子どもの情緒発達が停滞していると

➡ **3**　自身の経験のある側面を切り離す心のメカニズム。

➡ **4**　恐怖を与える対象に自身を重ね，自身が攻撃者になることによって恐怖から身を守る心のメカニズム。

➡ **5**　直面している問題や困難に対する正確な知識や情報を伝え，対処方法をともに検討することにより，子どもや家族が日常生活の中で問題に対して主体的に取り組んでいけるように促す方法。

考えられる場合である。また，恐怖や不安体験が反復され，未消化で処理されないままの形で子どもにあらわれている場合である。そのような場合には，**トラウマフォーカスト認知行動療法**（trauma-focused cognitive behavioral therapy：TF-CBT）**や精神分析的心理療法**が行われており，その有効性の知見が積み重ねられている（Midgley, Anderson, Grainger, Nesic-Vuckovic, & Urwin, 2009 鵜飼監訳 2012）。

4　アセスメントと支援・連携の実際
──小児科・児童精神科事例を通して学ぶ

4-1　小児科における実践──発達相談の取り組みから

架空事例①

　幼稚園に通うタカシ（仮名）は，言葉がほとんど出ず，他の子どもたちと一緒に遊ばず，いつも部屋の隅で一人で絵本を広げて過ごしていた。活気がなく，集団に入らないタカシの様子を見て，幼稚園の先生と両親は心配し，発達外来のある小児科にやってきた。初回来談日は，タカシと両親同席での家族面接を行い，公認心理師は両親の心配事やタカシの生育歴を聞き取りながら，タカシと両親の接触や交流の様子，部屋のおもちゃへの関心や，見知らぬ他者である公認心理師へのかかわりについて観察した。タカシはおもちゃに触ることもせず，その場にいる大人の誰とも目を合わせず，母親の背後に隠れてじっとしていた。両親によると，タカシは人とかかわるよりも，ゲーム機やタブレット端末でゲームをしている方が安心できるようだということだった。

　それからしばらくの間は，母子同席で面接を行い，タカシは母親とともに少しずつ部屋のおもちゃにふれるようになっていった。母親は，普段の育児の大変さやタカシへの思いについて語っていった。タカシはどことなくそれを聞いているようだった。

　数か月後，心理療法の適用を検討するために，公認心理師はタカシとの個別の面接を3回行った。タカシは表情や声のトーンといった非言語的なコミュニ

ケーションの方法で反応し，人に対する好奇心をもっていることが微かに見て取れた。それと同時に，突然ぷつっと関係が途切れ，まったくかかわりがもてず，自分の中に引きこもってしまう姿も見せた。発達検査では，言語発達面が年齢に比してかなり遅かったが，認知面の遅れは顕著ではなかった。

　公認心理師は，タカシが人とふれ合いたい気持ちがあるものの，自分とは別の人間の存在に圧倒されてしまうために，人とのかかわりから退避している状態である可能性を両親に伝えた。また，タカシが人とかかわることを楽しいと感じられるようになることを目指して，コミュニケーションの発達を促すための心理療法が役立つ可能性も伝えた。両親はタカシへの理解を深め，かかわり方を考えるためのコンサルテーション面接を受けることに同意した。あわせて，タカシの発達を支援するために，幼稚園の先生と連携することにし，定期的なミーティングを行った。

子どもの心理発達のアセスメントと養育者・コミュニティとの協働

　子どもの心理発達の見立てを養育者や他領域の専門家へ説明（コンサルテーション）する際には，各々の専門家が活用できるように，専門用語を排し日常の言葉で表すことが重要である。また，相互的な対話によって子どもへの理解を深めていくことが大切である。子どもの心理発達は家庭生活や保育・教育の現場で促進され，心理療法もその一端を担う。タカシの事例のように，アセスメント面接はそれ自体が短期的な介入としても役立つ。子どもの心理療法を行うには，家族の理解やタイミングが重要であり，さらに，幼稚園など関連機関との連携という互恵的な関係性を育む土壌，社会的な文脈の中で行われることが重要である。

4-2　児童精神科における実践——虐待の背景をもち，自傷する思春期女性
架空事例②

　高校生のエミ（仮名）は，中学生の時に摂食障害を患い，高校生になってからはリストカットなどの自傷が増え，母親と暮らす自宅では，自室に引きこもって過ごすことが多くなってきた。母親は過酷な生育歴を生き延びてきた人で，

別居中のエミの父親は，アルコールの過剰摂取と母親への暴力（面前DV）（心理的虐待）が日常的にあった。また，エミの幼少期から，両親はエミの目の前で性行為をし（性的虐待），エミ自身も同級生からの性暴力を過去に経験していたことが後に語られた。こうした状況で，エミは情緒不安定になり，希死念慮が高まったため，高校の教師の勧めで児童精神科を受診した。

　医師は，虐待や暴力といった心的外傷体験を背景にもつエミが，衝動的に希死念慮を実行に移す可能性を考え，危機介入のために入院治療を行った。そして，公認心理師が投映法検査や知能検査，数回の面接を含めた心理発達のアセスメントを行った。エミは，知的水準は保たれているが，幻覚や妄想体験に近似した世界を心の中に保持している可能性があることや，表面的には落ち着いて見えるものの，深い絶望感と無力感を抱えていることがしだいにわかってきた。入院生活でエミの希死念慮は落ち着き，退院して外来治療を継続することになった。不眠に対する薬物療法，家族へのコンサルテーションや関連機関との調整を，医師と精神保健福祉士が行った。こういった経過の中で，エミの無力感や傷つきに対して公認心理師による心理療法が開始され，エミは少しずつ自分の感じていること，考えていることを言葉にしていった。自分自身や母親への憎しみや罪悪感，父親への殺意にふれ，エミは急速に抑うつ状態に陥り，再び希死念慮が生じ情緒不安定となった。エミの希死念慮はSNSで友人たちにも伝わり，学校関係者を巻き込み大騒動となった。公認心理師は，エミの精神状態や自殺の可能性をアセスメントしながら面接を続け，他職種との連携を密に行った。また，児童相談所や学校とのカンファレンスに出席し，エミについて心理学的立場からの理解を伝えるとともに，他職種からの情報を得て，エミの全体像を理解するよう努めた。

思春期青年期のケースのリスクマネジメントとアセスメント

　児童精神科，とくに入院施設をもつ医療機関では，複雑な家族背景やトラウマ体験を背景にもち，重篤な精神状態や激しい**行動化**[6]を呈するケースが多い。

➡ **6**　心に抱える衝動・欲求・葛藤・不安・感情を具体的な行動によって表すこと。

思春期の子どもは援助者がかかわれば即反応し，支援チームの成員一人ひとりの心に大きな情緒的負荷をもたらす。こういった情緒の嵐の中での実践は，とにかく立ち止まって考えることが重要である。しかし，これが大変難しい。考え続けるためには公認心理師自身の心の安定や，他の専門家との対話が必須である。行動化に対しては命の安全を優先すべきだが，同時に，心の成長発達が起こるためには避けがたい混乱である可能性を考慮する。思春期・青年期は，その後の心理的発達，他者との関係性の発達や変化の，一つの節目となる重要な時期なのである。

❖考えてみよう

　遊ぶことは子どもにとって最も重要な活動である。子どもが遊ぶこととその意義について考えてみよう。また，子どもが遊ぶためにはどのような環境が必要だろうか？　子ども自身のもつどのような力が遊ぶ能力に関係しているのだろうか？　遊ぶことのできない子どもには何が欠けているのだろうか？　考えてみよう。

もっと深く，広く学びたい人への文献紹介

ミュージック，G.　鵜飼 奈津子（監訳）（2016）．子どものこころの発達を支えるもの——アタッチメントと神経科学，そして精神分析の出会うところ——誠信書房
　　☞子どもの心理発達と神経科学の知見が，臨床に役立つ形で読みやすい文章にまとめられている。子どもの心理発達にかかわる専門家必読の本。
バートラム，P.　平井 正三・武藤 誠（監訳）（2013）．特別なニーズをもつ子どもを理解する　岩崎学術出版社
　　☞様々な障害をもつ子どもを育てていく中で養育者が出会う情緒的な問題を事例を用いながら生き生きと描き出し，障害をもつ子どもの心を理解していく手がかりを示している。

引用文献

Ainsworth, M. D. S. (1978). *Patterns of attachment: A psychological study of the strange situation*. Hillsdale, NJ: Lawrence Erlbaum Associates, Inc.

American Psychiatric Association (2013). *Diagnostic and statistical manual of mental disorders* (5th ed.). Washington, D. C.: American Psychiatric

Publishing.

（日本精神神経学会（日本語版用語監修）高橋 三郎・大野 裕（監訳）
（2014）．DSM-5　精神疾患の診断・統計マニュアル　医学書院）

Asperger, H. (1991). "Autistic psychopathy" in childhood, in Autism and Asperger Syndrome (U. Frith, Ed. & Trans.). Cambridge: Cambridge University Press. (Original work published 1944)

Baron-Cohen, S., Leslie, A. M., & Frith, U. (1985). Does the autistic child have a "theory of mind"? *Cognition, 21*(1), 37-46.

Bowlby, J. (1969). *Attachment and loss. Vol. 1 Attachment.* London: Hogarth.
（ボウルビィ，J.　黒田 実郎・大羽 蓁・岡田 洋子・黒田 聖一（訳）
（1991）．母子関係の理論1　愛着行動　岩崎学術出版社）

Fonagy, P., Gergely, G., Jurist, E., & Target, M. (2004). *Affect Regulation, Mentalization, and the Development of the Self.* New York: Other Press.

Freud, A. (1966). *The Ego and the Mechanisms of Defense.* London: Hogarth Press. (Original work published 1936)
（フロイト，A.　牧田 清志・黒丸 正四郎（監訳）（1982）．自我と防衛機制　アンナ・フロイト著作集第2巻　岩崎学術出版社）

Henry, G. (1974). Doubly deprived. *Journal of Child Psychotherapy, 3*(4), 29-43.

Hobson, R. P. (2002). *The Cradle of Thought.* London: Macmillan.

Kanner, L. (1943). Autistic disturbance of affective contact, *Nervous Child, 2,* 217-250. (Reprinted in L. Kanner (1973). *Childhood Psychosis: Initial Studies and New Insights.* New York: Wiley.)
（カナー，L.　十亀 史郎・岩本 憲・斎藤 聡明（訳）（1978）．幼児自閉症の研究　黎明書房）

Klauber, T. (1999). Significance of Trauma and other Factors in Work with the Parents of Children with Autism. In A. Alvarez & S. Reid (Eds.), *Autism and Personality.* London and New York: Routledge.
（アルバレズ，A.・リード，S.　倉光 修（監訳）（2006）．自閉症とパーソナリティ　創元社）

厚生労働省（2021）．令和3年版自殺対策白書

Main, M., & Solomon, J. (1990). Procedures for identifying infants as disorganized/disoriented during the Ainsworth strange situation. In M. T. Greenberg, D. Cicchetti, & E. M. Cummings (Eds.), *Attachment in the preschool years.* Chicago: University of Chicago Press.

Midgley, N., Anderson, J., Grainger, E., Nesic-Vuckovic, T., & Urwin, C. (2009). *Child Psychotherapy and Research: New Approaches, Emerging Findings.* London: Routledge

（ミッジリー，N.・アンダーソン，J.・グレンジャー，E.・ネシッジ・ブコビッチ，T.・アーウィン，C.　鵜飼 奈津子（監訳）(2012).　子どもの心理療法と調査・研究——プロセス・結果・臨床的有効性の探求——　創元社）

Miller, L., Rustin, M., Rustin, M., & Shuttleworth, J. (1989). *Closely Observed Infants*. London: Bristol Classical Press.
（ミラー，L.・ラスティン，M.・ラスティン，M.・シャトルワース，J.　木部 則雄・鈴木 龍・脇谷 順子（監訳）(2019).　乳児観察入門——早期母子関係の世界——　創元社）

Schore, A. N. (1994). *Affect Regulation and the Origin of the Self: The Neurobiology of Emotional Development*. Hillsdale, NJ: Lawrence Erlbaum Associates, Inc.

Stern, D. (1985). *The Interpersonal World of the Infant: A View from Psychoanalysis and Developmental Psychology*. New York: Basic Books.
（スターン，D.　小此木 啓吾・丸田 俊彦（監訳）神庭 靖子・神庭 重信（訳）(1989, 1991).　乳児の対人世界　理論編・臨床編　岩崎学術出版社）

Trevarthen, C. (1980). The foundations of intersubjectivity: the development of interpersonal and cooperative understanding in infants. In D. Olson (Ed.), *The Social Foundations of Language and Thought*. New York: Norton.

鵜飼 奈津子（2010).　子どもの精神分析的心理療法の基本　誠信書房

Wing, L., & Gould, J. (1979). Severe impairments of social interaction and associated abnormalities in children: Epidemiology and classification. *Journal of Autism and Developmental Disorders, 9*, 11-29.

第6章　がん・難病
——病を抱え，生命と向き合うための支援

厚 坊 浩 史

　本章では「がん・難病」，つまり「身体を病んだ人」への心理学的支援について述べる。「がん・難病」といっても，その対象は非常に幅広く，病気の性質がまったく異なるため，一概に述べることはできない。ただ一ついえることは，予後が好ましくない場合はもちろん，罹患後の経過は良好であっても「病むこと」が人間の心理に与える影響は無視できない。少なからず精神状態が安定しない経過をどう過ごすかは，治療を行ううえで重要なポイントである。公認心理師は，こうした患者にどのような視点で支援を行うことができるのか，またどのようなことを知っておけばよいのかを概説する。

1　がん・難病に罹患するということ

1-1　病気を抱えながら生きるサバイバーへの支援

　「がん」のイメージを問われたとき，多くの人は「生命予後」「終末期」といった，生命の終焉を連想することが多いと思われる。たしかにがんは1981年以降，日本人の死因の第1位であり，2018年には全死亡者数の約30％にあたる37万3547人ががんで亡くなっている（厚生労働省，2020）。また，2016年に新たにがんに罹患した人は99万5132人に上る。一方，がん医療の著しい進歩により，2019年に国立がん研究センターが発表した「全がん5年相対生存率（がん罹患後，5年後に生存している確率）」は68.9％となった（がんプラス，2021）。これは文字通り，68％の人ががんにかかっても5年以上生存することを意味し，生

命予後が長期間にわたる場合が多くなっていることを指す。がんの部位や大きさによっては「がんは慢性疾患である」といわれるようになっていることは，まだ一部の人にしか知られていない。

　難病においても，治療による完治は見込めないものの，生活への支障や病気の進行を緩徐にする方法は徐々に確立されているものもある。その結果 quality of life（QOL：クオリティ・オブ・ライフ）や「治療率や生存率」が上昇したのだが，それが望ましいことは間違いない。

　しかし，病を抱えながら生きていくことは，今までの自分と同じではない。疾患によっては悪化，再発といった可能性もある。「難病」について難病対策要綱（厚生省，1971）では，「(1)原因不明，治療方針未確定であり，かつ，後遺症を残すおそれが少なくない疾病，(2)経過が慢性にわたり，単に経済的な問題のみならず介護等に等しく人手を要するために家族の負担が重く，また精神的にも負担の大きい疾病」と定義されている。このような環境・状況に適応することは，じつはたやすいことではない。事実，病気に罹患した事実を告げられた患者や家族，その周囲はきわめて大きな心理的衝撃を受けることになる。これらはバッドニュースと呼ばれており，バックマン（Buckman, 1984）は「患者の将来への見通しを根底から否定的に変えてしまう知らせ」と述べている。しばらくは過剰な防衛機制が働き，不安が強い・眠れない等心理的に不安定な状況に陥る。「病気があるといわれた後，何を説明されたか覚えていない」という話はよく耳にする。このような「心のつらさの低減」を目的とした，早期からの心理支援は欠かせない。

　必要なことは「病んでいる人」から「病を抱えた人」への移行である。病を抱えつつ，パフォーマンスを維持しながら生活することが重要である。その人が持ち合わせる「生活の連続性」をつなげることも重要な視点である。「病気だからできない」ことを手放し，「病気でもできること」「病気になる前からやっていたこと」を見つけ，思い出し，タイミングをみて取り組むことで，今後の人生において病気が占める割合を低減させることを目指す必要がある。

1-2　AYA世代への支援

　病気への罹患は中高年だけの問題ではなく，どの世代でも起こりうることである。AYA（adolescents and young adults：思春期と若年成人）世代という概念は，がん領域からはじまった。公認心理師が基礎知識として知っておくべきエリクソンの心理社会的発達段階による課題（第1章参照）に照らし合わせると，考慮すべき問題が浮かび上がってくる。たとえば学齢期や就職・就労・結婚・出産・育児等ライフサイクル上のイベントを考える年代に病気を発症することで，様々な影響があることが想像できる。入院や通院を伴う治療に時間やエネルギーが割かれることは，人生に何の影響も与えないというわけにはいかない。

　これらの課題に対する取り組みもある。たとえば，病気の治療により，将来の妊娠・出産の機能が低下したり，中には諦めなくてはならないケースがある。近年そのような患者に対して，妊娠・出産の希望を残せるような医療を提供できるようになった。これを**妊孕性**の温存という。また，就労年齢にある人が病気になったとき，「仕事をしている場合ではない」「もう仕事なんてできない」と考えて離職する人は非常に多い。優先順位が「病気の治療」になるのはいうまでもないが，前述したように病気の治療率や生存率が高くなっていることから，治療が一定の効果をみた後，離職への後悔があらわれる人は多い。収入はもちろん，やりがいや生きがい，生活リズムの安定が失われるためである。国立がん研究センターサバイバーシップ支援部は，多少パフォーマンスは低下する可能性があるが，仕事ができる可能性もあるため，がんへの罹患による離職を思いとどまるよう啓発している。離職せずがんから回復することができれば，今まで培った知識と経験をそのまま生かせるのである。また，罹患後も雇用が継続できる企業に対しては，社員の信頼が非常に高まるともいわれている。

　また，若年ゆえに相談しにくいこと，いいにくいこともある。若年に限った話ではないが，心理的視野狭窄に陥ることで判断を誤らせることもある。公認心理師としては，こういった情報や実情を知っておき，最終的には患者本人の意思を尊重しつつも，必要な情報を提供できるような存在である必要がある。

1-3　がん・難病患者のグループ療法——患者会

我が国では，多くの患者が定期／不定期に集まる「**患者会**」が開かれている。患者会の意義は「似た経験をした人と話せること」にあり，専門職との対話とは異なるといわれる。「医学的に正しい情報」や「一般的な理解」は主治医や看護師に尋ねるが，「うまくいった工夫」や「私だけではない」といった安心感は患者会で情報収集することが多いと思われる。そして「似た境遇でも生活を維持できている」というモデルが身近にいることは，何よりの励みになるだろう。スピーゲルら（Spiegel, Bloom, Kraemer, & Gottheil, 1989）やファウジー（Fawzy, Fawzy, Arndt, & Pasnau, 1995）は，がん患者を対象としたグループを構造化し，心理教育やリラクセーション，自由会話を織り交ぜた数回のセッションを行った。生命予後が改善した報告もあったが（Fawzy, Canada, & Fawzy, 2003），追調査では生命予後の改善は否定されている（Gottlieb & Wachala, 2007）。近年では「患者の QOL 向上に効果がある」点については確かだとされている（Fukui et al., 2000）。

　多くの患者会では「月に 1 ～数回，会場（病院の患者相談室や公民館等）でお茶菓子を食べながらいろいろな話をし，ときどき専門職を招いて勉強や相談を行う」といった形式が多いようである。患者会のメインは参加者であることに変わりないが，ときにはシビアな話になることもあり，公認心理師は話題づくりや発言者へのファシリテートを担うこともある。

　患者会の中には「自らを助けてくれるもの」を共有する動きが生じることもある。具体的には特定の思想や集団等である。それがある人にとって非常に負担であり断りにくい場合，メンバー間に亀裂が入り，患者会運営の根幹を揺るがしかねない。公認心理師には，全体の力動を確認しながら，必要に応じて個別相談や問題解決に応じられるような柔軟さが求められる。

2　死と向き合うこと

2-1　人生の最終段階にある患者への支援

　終末期は，「自らの人生を閉じる時期」といえる。自死ではなく，「命を失う要因が不可逆的」であり，「近い将来，病気やその関連事象によって命を失うこと」を受け容れるという意味である。生きる時間や生活する範囲が極端に限定される中において，**ライフレビュー**という回想的な語りをする患者が一定数みられる。

　「生命予後が半年しかない」とわかった場合，何を大事にしたいだろうか。自分の時間をつくる，仕事を全うする，旅行に行く，家族と過ごすなど，人それぞれの考えがあるだろう。「そんなことは考えたくない」という意見もあるかもしれない。実際，多くの人はそのようなことを考えていない。「自分の将来はまだ続く」と漠然と，しかし割と強い確信をもってそう考えているからである。しかし，いざ「人生の有限性」に直面したときには思い悩むだろう。また遺された家族が「これでよかったんだろうか」と思い悩むこともある。価値観は人それぞれであるからこそ，「その人が何を望んでいるか」を知ることは大切なことである。家で過ごしたいのか，病院で過ごしたいのか，何をどうやっておきたいか，こういったことを本人・家族・支援者で話し合う手続きを「**アドバンス・ケア・プランニング（ACP）**」と呼んでいる。

　終末期に差し掛かると，**意識障害**を引き起こすことがある。全身状態の悪化などが原因であり，不可逆的なことも多い。疎通性が著しく低下するため，本人の希望などを聴取することが事実上難しくなる。ACPはまだ意思表示が可能な段階で色々な立場の人と一緒にこれからの時間で大切にしたいことを共有し，話し合うプロセスを通じて理解し合いながら進めていくことに意義がある。

2-2　悲しみと喪失を抱える遺族への支援

　「家族は第二の患者である」といわれる。患者と同質の苦痛や苦悩をもつわ

けではないため，この言い方に異論があるのも事実であるが，家族も援助対象であることは確かである。家族は患者の支援者的役割を担う存在として認識され，患者にとって大切な存在で誰よりも患者を理解していると思われるため，「そばに付き添ってあげてください」等，周囲（とくに支援スタッフ）からの期待は高くなる。その一方で「大切な人が弱っていく，喪われていく過程にある苦しみ」といった**二重役割**を担っていることに，周囲が気づく機会は多くない。

　青山（2018）によれば，遺族に関する研究の中で，中等度の抑うつを呈したのは8.9％，**複雑性悲嘆**[1]を呈したのは5.1％であり，両方を併発しているのは7.3％であった。なんらかの不眠症状が認められた遺族の割合は46〜69％，現在の睡眠状態による日常生活への支障について「いくらか〜きわめてある」と回答した割合は23〜30％，睡眠薬を使用している割合は14〜16％であったことを報告している。飲酒行動では，「毎日飲酒する」割合が16〜19％，1回あたり3合以上飲酒する割合が17〜25％，死別後に飲酒量が増加した割合は14〜19％であったとしている。いずれも健康被害につながるリスクがあり，遺族となった家族の心身健康問題が浮き彫りになった。

　「遺族外来」という看板を掲げた医療機関も存在するが，まだまだ少数である。遺族が抱える「つらさ」から健康問題への発展を食い止めるためにも，公認心理師には適切な遺族支援が望まれる。

2-3　スタッフへの支援とセルフケア

　私たちは大切な人を喪ったとき，現実感がない・悲しい・寂しいといった，通常とは異なる心理状態に苛まれる。また，関係性や状況によっては解放されたという安堵感に満ちることもある。

　これは，家族だけの心理ではない。むしろかかわった支援者にも自然に生じる反応である。支援者は伝統的に「涙を見せないこと」を強いられていること

➡1　その文化で通常期待される範囲よりも，悲嘆に関連する症状の強度と持続時間が過度であり，それによって実質的な生活に支障をきたしている状態。

も多く，また日々の業務に忙殺される現状がある。**デス・カンファレンス**のように，故人を偲び，適切に振り返り悲しむ取り組みが推奨されているが，「反省会」のようなトーンで進むこともある。このような支援者の傷つき体験，未消化の体験は「**二次受傷**」として残ることもある。バーンアウト（燃え尽き症候群）（第13章参照）のような感情的側面，患者への過度な接近といった行動的側面の不調があらわれると，当然専門職としてのパフォーマンスが低下する。このような事態を回避するべく，公認心理師は支援者が「悲しみ」を言語化・表現できるような促しを意識したい。とくに「泣いてはいけない」という信念が強い支援者には「悲しくて当然，涙が出て当然，自分で涙を拭うことさえできれば，泣いてもよい」といったガイダンスは非常に有効である。また公認心理師も同様に，「相談者が亡くなる」といった経験を共有できることは非常に重要である。仲間で話ができる環境，つながりをもてることはこの分野に限らず我々の身を助けてくれるだろう。

3　公認心理師としてがん医療現場で求められること

3-1　身体科医療現場における公認心理師の役割

　医療現場では，医学的・倫理的な側面からアセスメントや介入の優先順位を考える必要がある。公認心理師は身体科医療現場で単独活動を行うことはほとんどなく，医師・看護師・薬剤師・リハビリスタッフといった，患者の生命や健康，生活を支える専門職とともに行う「**チーム医療**」での活動が中心である。中嶋（2006）によると，一般医療現場での**精神科コンサルテーション・リエゾンサービス**には「医学的複雑さ」「心理・社会的複雑さ」の二つの軸があり，前者は薬物動態・薬物相互作用を含めた薬物療法・身体合併症等にかかわるも

→2　リエゾンとは，フランス語で「連携・橋渡し・つなぐ」を意味する言葉。精神科リエゾンチームは，身体疾患で入院中の患者が何らかの精神心理面の問題を抱えた場合に，精神医療と身体医療をつなぎ，担当各科の医師や看護師と「連携」しながら支援を行っている。

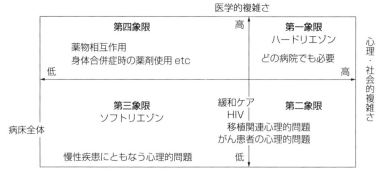

図6-1 精神科コンサルテーション・リエゾンの四象限モデル
（出所）中嶋（2006）

のであり，後者は心理状態や生活上の問題が治療に影響する（図6-1）。

　これらの軸をふまえて医学的・倫理的な妥当性を考慮することは必須であるが，それらが患者や家族の価値観や意向と一致するとは限らず，むしろ揺れ動くことが多い。公認心理師は，支援者と患者・家族との間にある（移り変わる）優先順位のずれを，バランスよく理解し調整することが期待される。たとえば，治療を推奨する医師に対して「しんどい治療は受けたくない。穏やかに過ごしたい」といった要望をもつ患者は多い。しかし治療を希望する家族との間で意思決定が進まないことがある。また様々な職種によっても「大切なこと」は異なる。「多くの正解」や「多くの目標」のすべてを大切にしつつ，目指す方向をある程度一定にする役割は非常に骨が折れるものの，やりがいを感じるものである。

　公認心理師には，医学的な専門チームの一員として，医学的妥当性と患者・家族の主観的な価値観を客観的に分析し，多くの専門職と協働して，一つもしくは複数のタスクを成し遂げるための活動が期待されている。これらはすべてが前向きなものではない。大切だとわかっていつつも諦めなければならないことも多く含まれる。ただ医学的・医療的には諦観が当たり前であったとしても，公認心理師は「**喪の作業**[3]」に取り組める強みがあることを覚えておきたい。

3-2　チーム医療へのメンバーとしての参画

　「治療が厳しくなっている患者がいる。ますます心理的苦痛が伴ってしまうので，今のうちからかかわってあげてほしい」という依頼と，「がん患者で治療が厳しくなっている。もともと口数が少ないが，最近話す時間が減った。夜も眠れていないようで食欲もあまりないので，公認心理師への相談を勧めると希望した」という依頼経路は，同じようにみえて違いがある。前者は「患者が自ら相談をしたい」わけではなく，患者を支える支援者が「いろいろな職種が患者を支えたほうがよい」と判断している。当然患者に「困り事は何ですか？」と尋ねてもやり取りがうまくいかないであろう。また後者は患者に「気がかりや不安，困ったこと」があり誰かに相談したいという希望があることが読み取れる。依頼者（**コンサルティ**）が公認心理師に依頼してきた理由を考えると，「依頼者自身が不安だから」という理由もある。その場合，依頼者のニーズをより詳しく尋ねる中で「依頼者自身へのアドバイス」を行うことで問題が解決，消退することもある。こうした活動を**コンサルテーション活動**と呼ぶ。

　また後者の場合，病棟に出向き，病室で話を聴くだけでは心もとない。そもそもその患者が現在どういう状態で，今後どのようなことが予想され，どのような職種がどういった目標でかかわっているかを知っておく必要がある。医学的・医療的な流れの中で患者はどのようなことを考えているのか，何を望み何に不安を覚えているのかを知ることが重要である。

　自らの生命や健康を委ね，信頼をおく医療スタッフに迷惑をかけたくないという心理があるため，主治医や看護師に自らの希望を伝えることを躊躇する患者もいる。そこには，患者が自身を医療スタッフに評価される対象であると考えて本音をいいにくい，という役割的な制限があると考える必要がある。公認心理師はその点，患者を医学的に評価する立場にはない。だからこそ，話の中で患者が希望する，求めることを拾いやすいメリットがあると筆者は考えている。たとえば主治医は「病院で安静が必要」と判断しているが，患者は「少

➡3　大切な親しい関係の人を何らかのことで失った場合，残された人が一般的にたどる心理社会的過程。

しでも家に帰りたい」という希望があるとする。大事なことは，家に帰りたいという希望をキャッチできない医療スタッフを責めることでもなく，患者を説き伏せることに終始することでもなく，「患者の希望」を共有できるだけのチームワークを日頃から築いておくことである。ここが整備されていないと他職種から「心理師にはいって私にはいわなかった」といった陰性感情が生まれやすい。チームで問題を解決する姿勢が何よりも必要なのである。

　医療機関は，「できないこと」が話題に挙がりやすいという特徴があることも知っておく必要がある。患者はそのような実情に疲弊していることも多い。公認心理師は直接的な治療にかかわる職種ではないため，患者の「できること」「やってよかったこと」を話題にすることで患者の顔つきが一気によくなることも多い。このような「和して同ぜず」の姿勢は，往々にして公認心理師を助けてくれると思われる。

3-3　がん患者への心理療法

　西村（2004）によると，がん患者の四人に一人が**適応障害，うつ病，せん妄**など何らかの精神医学的問題をもつことが報告されている。この「四人に一人」の特別な継続的心理的サポートが必要な患者は，がん告知やそれに伴う心理的衝撃という「異常事態における正常反応」がやや長引き，生活に支障が出るレベルの心理的負荷がかかる。中には，がん発病以前からの発達・パーソナリティ・知能に関する問題や，傷つきやすい自己評価，心理社会的なストレスを課題としてもち，結果的に多訴・コンプライアンス不良・治療意欲の低下等という形で顕在化する症例もある。

　Hirayama et al.（2019）は，がん患者への抑うつに対し**行動活性化療法**を行っている。これは「気分や感情が改善するのを待っていても，いつになるかは分からず，先に行動を変えれば，感情や気分の変化もそれについてくる可能性」を検討したアプローチであり，主にがんサバイバーの症例を報告している。

　また，抗がん剤治療を行っている患者の中には予期性嘔吐がみられる。これは，副作用である嘔吐が条件づけされ，点滴を見るだけで嘔吐症状が出ること

を指す。制吐療法ガイドライン（国際がんサポーティブケア学会，2016）には，公認心理師が得意とする**行動療法**（とくに段階的筋弛緩法の訓練），**系統的脱感作法，催眠**の有効性が述べられている。

　終末期がん患者の中にも様々な思いや悩みが交錯するが，気持ちのつらさに対して適切にケアされることがないと，QOL の低下に結びつくことは前述した通りである。精神的苦痛が適応障害レベルであり，かつ課題が解決可能である場合においては，**内観**[4]を参考にした心理療法が有効な場合がある。一般的に知られている内観は「親しい人にしてもらったこと・して返したこと・迷惑をかけたこと」の３項目を，集中内観[5]（１週間）または分散内観[6]を通じて向き合うことである。終末期患者にこの項目を適用すると，人生が「後悔だらけ」になり望ましくない結果が生まれる可能性がある。筆者はこれらの項目を逆転し，「親しい人にしてあげたこと・誰かに親切にしてもらったこと・苦難を乗り越えたこと」の３項目を通じたアプローチが，患者のライフレビューに有効であると考えている。

　以下にその事例を記す。なお，事例は中身を損なわない程度に改変している。

　事例

　Aさん（67歳・男性）は，肺腺がんと多発性肝転移の診断を受け，抗がん剤治療を行うも，徐々に全身状態が悪化して治療は中止となり，呼吸苦にて歩行困難が出現し入院へと至った。家族は妻・娘・息子の４人家族で，定期的に面会がある。担当看護師が「夕方から夜にかけて寂しそうにしているのでかかわってあげてほしい」と公認心理師に相談があり，介入を開始した。

　初回面談時は「気分はとくに悪くはない。スタッフも家族もよくしてくれる」と語り，「僕はもうすぐ寿命。何もしたくないし，もう仕方ない。そんな気分になる。静かに逝きたいけど，それでも寂しいな……」と話されていた。

➡ 4　３項目をベースに，自らの考えやふるまいが利己的であり他者に迷惑をかけたことについてふり返ることで，様々な存在に対して感謝を持つ方法。

➡ 5　１週間研究所等に泊まり込み，３項目について考え向き合う方法。

➡ 6　外来などで定期的に面接者と会い，３項目の内容を考え向き合う方法。

☕コラム　意思決定支援

　意思決定支援は，古くて新しい概念である。ある重要な事項を決めたとき，「こう決めたので，もう迷わない」とはなかなかならない。むしろ「これでよかったんだろうか」「もし誤った選択肢だったら，どうしよう」と迷いつつ日々を過ごす。もちろん時間の経過につれて迷いの幅は減ってくることも多い。公認心理師は，このような心の動きに精通している職種であると考えている。

　近年は様々な情報があふれている。必要な情報が手軽に入手できるメリットは大きい。一方，誤った情報も同時に入手してしまう。医療分野の情報はおそらく，他のどの分野よりも情報刷新が早く，かつ情報が多い。がん医療一つとってもゲノム情報，家族性遺伝性腫瘍等，非常に重大で複雑なトピックが次々と登場している。これらすべてが生命予後に直結していることも大きい。また高齢化社会の進行や家族形態の変化により，患者の意思決定能力（理解力・判断力等）やサポート体制によっても対応が大きく異なる。

　もともと「意思決定支援」は，患者の意思決定能力が低下した際の「代理意思決定」的側面が強かった。意識レベルが低下した患者の延命治療を行うかどうかを家族が判断する，といったことが代表的である。それが現在は，よりノーマライズされたものに変化していることは，厚生労働省のガイドライン（「人生の最終段階における医療の決定プロセスに関するガイドライン」）からも見てとれる。判断力がない場合は意思の推定と最善の利益が優先される。

　このように言葉にすると，非常にきれいな経過にみえてしまう。しかし，人間の心が一定しないことを私たちは知っている。支援者は患者が迷っていると理解しているものの，迷いが長い時間続くことで「どっちが本音だろう」と思うようになることがある。迷いの答えがなかなか決まらないことを知っている公認心理師が，他職種に「迷いや不安がある」ことを伝える意義は大きいと思われる。

　意思決定支援とは，支援者が最初から「正しいことを教えること」「世の中の"良識や常識"を教えること」ではない。また「私であればこうする」という支援者の意見が前面に出るものでもない。重要なのは患者本人，そして支援者が「話し合いのためにできることを尽くした」「幅広く検討した中での結論」であると思えることである。我々ができることは，多職種で正しい情報を伝えること，一緒に悩むこと，決定とその後の気持ちの揺れ動きを支持することである。

　食欲や睡眠には問題はないが，活動性の低下が窺えた。問いかけにはしっかりと答えるなど，疎通性は良好という印象であった。

　その後，Ａさんは自分自身のことを話され，「中学を卒業してから，定年まで県外の工場で就労した。家が貧乏だったからすぐに働いた。まじめだったけど物覚えが悪くて何度も首になりかけた。同郷の先輩が助けてくれた。ええ先

輩だった」と，仕事の話を生き生きとされていた。

　Aさんはこの先輩にお世話になって，不器用な自分が仕事を全うできた感謝の気持ちを何度も話された。公認心理師が「先輩は今，どうされているんですか？」と尋ねると，Aさんも気になったようで連絡を取られた。「病気のこと，最近のこと，色々話をした。とくに病気のことを話したら先輩，泣いてた。今度，面会に来てくれると言ってた。先輩は『僕はお前を育てたことを上司から評価された。お前が頑張ったからだ。感謝してる』と言ってくれて，涙が出てきた。僕は先輩にお礼も何もしていないし，それが凄く心残りだったけど，感謝しているとまで言ってくれた。びっくりしたよ」と，涙混じりに話された。

　その後先輩が面会に来られた。先輩は背筋も伸びてしっかりされていたとのこと。Aさんが面倒を見た後輩が今，工場長をしていると耳にされた様子。「自分が頑張って来たことで先輩も評価され，後輩も成長した。頑張りが少し報われた気がする」とうれしそうに話された。その後Aさんはやや意欲的になり，再度先輩と面会したり外泊したりするようになった。

　「仕事でずっと誰かの世話になって，仕事を辞めて病気になってまた誰かの世話になる。すごく嫌だった。誰かの迷惑にしかなれないのか，と思うこともあった。してもらってばっかり。何もできない。そんな人生だった。でも，先輩と子どもに色々労ってもらった。涙がでる。そのことを妻に話したら，『あなたが頑張ったからよ』と言ってくれた。妻にも何もしていない，できていない。申し訳ないんですよね。でも，そう言ってくれる。僕は恵まれているなぁ」と感謝の気持ちを何度も語られた。「病気になって，人のつながりの大切さがわかった気がする」と話された。その後，徐々に意識レベルが低下し，2か月後，家族・親族に看取られながら，穏やかに逝去された。

❖考えてみよう

　人間の生命が有限であることは疑う余地のないものであるが，皆さんの生命が「1年以内」とわかったとき，何を考え，何を行動し，何を願うだろう。価値観や優先順位が大きく変わる可能性があり，またそのことを誰かに知っておいてほしいかもしれない。そしてそのことを考えると非常に苦しい感情が沸き上がる。

公認心理師は，患者が安全に安心して苦しい感情を吐露できる環境を用意することが重要である。不思議なことに，この先の人生を考えるときに役立つのは今まで培ってきた価値観や経験である。死はタブーではない。今，何を大事にしたいのかを時折振り返ることも重要な経験である。ぜひ，考えてみてほしい。

もっと深く，広く学びたい人への文献紹介

日本総合病院精神医学会がん対策委員会（2012）．精神腫瘍学クリニカルエッセンス　創造出版
　　☞がん医療における精神・心理的課題とその対処について詳細に書かれている。

清水　研（2020）．がんで不安なあなたに読んでほしい。──自分らしく生きるためのQ&A──　ビジネス社
　　☞がんを患った後，人間はどのように不安／困惑に対処するのかについて，具体的にわかりやすく書かれている。

清水　研（2019）．もしも一年後、この世にいないとしたら。　文響社
　　☞がんになることで世界観や価値観が変遷した後，私たちは何を大切に，何をよりどころに生きていくのかを描写している。

引用文献

青山　真帆（2018）．遺族の悲嘆，抑うつ，睡眠状態，飲酒行動に関する研究　日本ホスピス・緩和ケア研究振興財団・「遺族によるホスピス・緩和ケアの質の評価に関する研究」運営委員会（編）　遺族によるホスピス・緩和ケアの質の評価に関する研究3（pp.29-37）　日本ホスピス・緩和ケア研究振興財団

Buckman, R. (1984). Breaking bad news: why is it still so difficult? *British Medical Journal* (*Clinical research ed.*), *288*(6430), 1597-1599.

Classen, C., Butler, L. D., Koopman, C., Miller, E., DiMiceli, S., Giese-Davis, J., Fobair, P., Carlson, R. W., Kraemer, H. C., & Spiegel, D. (2001). Supportive-expressive group therapy and distress in patients with metastatic breast cancer: a randomized clinical intervention trial. *Archives of general psychiatry*, *58*(5), 494-501.

Fawzy, F. I., Canada, A. L., & Fawzy, N. W. (2003). Malignant melanoma: effects of a brief, structured psychiatric intervention on survival and recurrence at 10-year follow-up. *Archives Of General Psychiatry*, *60*(1), 100-103.

Fawzy, F. I., Fawzy, N. W., Arndt, L. A., & Pasnau, R. O. (1995). Critical review of psychosocial interventions in cancer care. *Archives of general psychiatry*, *52*

(2), 100-113.

Fukui, S., Kugaya, A., Okamura, H., Kamiya, M., Koike, M., Nakanishi, T., … Uchitomi, Y. (2000). A psychosocial group intervention for Japanese women with primary breast carcinoma. *Cancer*, *89*(5), 1026-1036.

がんプラス（2021）．全がん協生存調査，5年相対生存率68.9%，10年相対生存率58.9% https://cancer.qlife.jp/news/article17175.html（2021年12月27日閲覧）

Gottlieb, B. H., & Wachala, E. D. (2007). Cancer support groups: a critical review of empirical studies. *Psychooncology*, *16*(5), 379-400.

Hirayama, T., Ogawa, Y., Yanai, Y., Suzuki, S. I., & Shimizu, K. (2019). Behavioral activation therapy for depression and anxiety in cancer patients: a case series study. *BioPsychoSocial medicine*, *13*(9)

国立がん研究センター　がん情報サービス「最新がん統計」 https://ganjoho.jp/reg_stat/statistics/stat/summary.html（2021年12月27日閲覧）

国立がん研究センター中央病院サバイバーシップ支援部 https://www.ncc.go.jp/jp/cis/divisions/05survivor/05survivor_01.html#5tools（2021年9月30日閲覧）

国際がんサポーティブケア学会（2016）．MASCC/ESMO制吐療法ガイドライン2016 https://www.mascc.org/assets/Guidelines-Tools/mascc_antiemetic_guidelines_2016_japanese_v1.2.pdf（2021年12月27日閲覧）

厚坊　浩史・清水　研（2020）．リエゾン精神医学に見られる不安　精神科治療学，*35*(12)，1317-1322.

厚生省（1971）．難病対策要綱

厚生労働省（2018）．人生の最終段階における医療・ケアの決定プロセスに関するガイドライン https://www.mhlw.go.jp/file/04-Houdouhappyou-10802000-Iseikyoku-Shidouka/0000197701.pdf（2021年9月30日閲覧）

厚生労働省（2020）．人口動態統計月報年計（概数）の概況 https://www.mhlw.go.jp/toukei/saikin/hw/jinkou/geppo/nengai20/index.html（2021年9月30日閲覧）

中嶋　義文（2006）．コンサルテーション・リエゾン・サービスの量と展開を決定する要因──四象限モデルによる説明　心身医学，*46*(6)，527.

西村　勝治（2004）．がん患者の抑うつと不安　臨床精神医学，*33*，525-531.

Spiegel, D., Bloom, J. R., Kraemer, H. C., & Gottheil, E. (1989). Effect of psychosocial treatment on survival of patients with metastatic breast cancer. *Lancet*, *2*(8668), 888-891.

第7章　精神科（1）入院治療
——治療や回復を可能にする環境

古賀恵里子

　本章では，公認心理師が精神科入院治療の場において，どのような役割を担い貢献することが期待されているのかについて概説する。そして，その前提となる基本的な知識や，身につけておきたい態度について理解することを目的としている。精神科入院治療で出会う患者は，症状の背景に重篤な心理社会的問題を抱えた人が多い。多職種連携や地域連携によるチームの働きが治療の諸側面に強く影響を与える。チームの一員としてどのように動くかをつねに頭に置いて，仕事を組み立てていくことが大切である。

1　精神科入院治療について公認心理師に求められる基礎知識

1-1　日本の精神科医療——入院治療

　厚生労働省（2021a）によると，2017年現在で精神疾患を有する総患者数は約419.3万人で，その内，入院治療を受けている患者は約30.2万人であり，2002年の約34.5万人と比べると約4.3万人減少している。**精神病床**に限定すると，2019年6月30日時点で入院患者は約27万人であるが，その在院期間については，1年以上入院している患者が約17万人（全入院患者の6割強），その内5年以上入院している患者は約8万人である。また，精神療養病棟（急性期症状が落ち着いたものの，さらに入院治療が必要な患者が療養する病棟）に入院している患者の約4割が，在宅サービスが整えば，現在の状態でも，あるいは近い将来にでも退院可能であると報告されている。

表7-1　精神病床数と平均在院日数（諸外国との比較）

	2012年精神病床数（床／千人）	2014年平均在院日数（日）
ベルギー	1.7	10.1
フランス	0.9	5.8
ドイツ	1.3	24.2
イタリア	0.1	13.9
日本	2.7	285.0
韓国	0.9	124.9
スイス	0.9	29.4
イギリス	0.5	42.3

（出所）厚生労働省（2018）をもとに筆者作成

　厚生労働省（2018）の「最近の精神保健医療福祉施策の動向について」を参照すると，2015年の平均在院日数は274.7日である。過去15年間で52.5日短縮しているが，表7-1にみられるように，諸外国と比較するとその数値が特異であることがわかる。さらに，厚生労働省（2014）の「長期入院精神障害者の地域移行に向けた具体的方策の今後の方向性」のまとめによると，精神病床から死亡によって退院する人は増加傾向にあり，2014年度では年間1万人を超えている。

　ちなみに，毎年6月30日付で調査が実施される精神保健福祉資料（630調査）によると，2020年6月30日時点での精神科病院在院患者数は26万9476人であり（1613病院へ調査依頼を配布し，回収率97.3％），2019年度と比べて大きく変化していない（厚生労働省，2021b）。

　次に，精神病床について説明しておきたい。医療法第7条第2項では5種類の病床の種別が示されている。「精神病床」「感染症病床」「結核病床」「療養病床」「一般病床」である。精神病床は「病院の病床のうち，精神疾患を有する者を入院させるためのものをいう」と定義されている。

　そしてさらに，精神病床が「大学病院等」（大学病院の他，内科・外科・産婦人科・眼科および耳鼻咽喉科を有する100床以上の病院）と「それ以外の病院」に分けられている（厚生労働省，2012）。「それ以外の病院」とは，いわゆる「精

神科病院」であり，病床のほとんどが精神病床で構成されている。特記すべき
ことは，「それ以外の病院」に対して**精神科特例**が設けられていることである。
つまり，人員配置標準（「患者：病院職員」の比率）は，一般病床や大学病院等
の精神病床では，医師が16：1（患者16人に医師1人），薬剤師が70：1，看護職
員が3：1であるにもかかわらず，精神科病院では，医師が48：1，薬剤師が
150：1，看護職員が4：1である。つまり，医師の配置は一般病院の3分の1
でよいということになる。

　精神科入院治療を必要とする患者は，重篤な精神症状に加えて，その背景に
複雑で深刻な心理社会的問題を抱えていることが多い。その患者たちの大多数
が治療を受けている「精神科病院」の人的環境が，上述の状況であることを知
っておいてほしい。紙面の都合上，本章でこれ以上この問題にはふれないが，
精神科病院で生じた数々の人権侵害事件の事実（藤野，2003）とあわせて，精
神科病院を取り巻く社会的状況について考える視点を保持しておきたい。

1-2　精神保健及び精神障害者福祉に関する法律

　教育・司法等の他領域と同様に，医療領域での仕事は様々な法律に規定され
ている。1-1で取り上げた医療法もその一つであるが，精神科医療においては
「精神保健及び精神障害者福祉に関する法律（以下，**精神保健福祉法**）」を学ん
でおく必要がある。その目的は以下のように示されている。

　第1条　この法律は，精神障害者の医療及び保護を行い，…（中略）…その
　社会復帰の促進及びその自立と社会経済活動への参加の促進のために必要な
　援助を行い，並びにその発生の予防その他国民の精神的健康の保持及び増進
　に努めることによつて，精神障害者の福祉の増進及び国民の精神保健の向上
　を図ることを目的とする。

　精神病床への入院もこの法律によって定められており，「任意入院」（第21
条）「措置入院」（第29条）「緊急措置入院」（第29条の2）「医療保護入院」（第33
条）「応急入院」（第33条の7）の形態が存在する。任意入院以外の入院形態は

非自発的入院である。さらに，以下の内容も含まれる。

> 第36条　精神科病院の管理者は，入院中の者につき，その医療又は保護に欠くことのできない限度において，その行動について必要な制限を行うことができる。

　必要な制限とは，通信・面会制限，隔離，あるいは身体抑制を指すが，あくまで患者の医療・保護に必要なときのみを前提としており，各病院は「行動制限最小化委員会」を設けて患者の人権を守るように留意している。

　精神保健福祉法に加えて，精神科入院治療にかかわる法律としては「心神喪失等の状態で重大な他害行為を行った者の医療及び観察等に関する法律（**医療観察法**）」も押さえておいてほしい。

2　精神科入院治療とは

2-1　集団としての病棟・病院

　精神科病院は，急性期治療病棟や療養病棟など，機能別に病棟編成されていることが多い。24時間鍵がかかっている閉鎖病棟もあれば開放病棟もある。そして，いずれの病棟においても数十人の患者がそこで寝起きし治療を受ける。個室や総室，食事やレクリエーションの場になるデイルーム等が設けられている。

　患者たちは病棟の中で多様な**関係性**を展開させる。同じ病室であるにもかかわらず言語的には交流をもたない場合もあれば（その場合も非言語的には交流している），デイルームの一角に集まって始終話をしている小グループもある。また，たとえば躁状態の患者が入院してくると，病棟全体が落ち着かないムードに包まれる。一方，スタッフも集団を形成する。各病棟には師長をリーダーとする看護チームが組織され，24時間体制で患者をケアする。複数の医師が患者の担当医としてかかわるが，病棟全体のマネジメントを担う病棟医が定められていることもある。病棟担当の**精神保健福祉士**や**作業療法士**に加えて，薬剤

師や栄養士や設備のスタッフが病棟に出入りする。このようなスタッフ構成の中に公認心理師も参画する。

　個々の患者同士・スタッフ同士・患者とスタッフ・患者**集団**とスタッフ集団など，個人と個人・個人と集団・集団と集団の相互作用が展開され，日々ダイナミックに揺れ動く。患者集団の**力動**がスタッフチームの力動に影響を与え，また，その逆に，スタッフチームの力動が患者集団に影響を与える。

　各病棟は病院という上位システムの一つの単位である。病院全体がなんらかの問題に直面すると，それは各病棟の運営・雰囲気に強く影響する。また，個々のスタッフは病棟の多職種チームの一員であるとともに，「作業療法室」「心理室」などの各部署の一員でもある。このような多層性を含んで全体としての集団が構成されているわけであるが，全体のリーダーシップや**一次タスク**（序章参照）が明確にされ，そのうえで，それぞれのスタッフに適切に権限が委譲されることで，全体としての病院が治療的機能を発揮できる。

　狩野（2007）は，「私たちは自分の臨床的営為において，自分が参加しているチームについて常に思いをいたさなければならない」と述べている。公認心理師は**全体の布置**を頭に置きつつ，自分の役割や任務を微調整しながら患者の治療にあたる必要がある。

2-2　入院治療環境を精神療法的にするために

　精神科入院治療が必要な患者は，重篤な精神症状を呈して自分の問題に対処できなくなり，日常生活の継続が困難になっている。ヒンシェルウッド（Hinshelwood, 2001）は，精神科病院等の重篤な心理的問題を扱う施設は，患者やその家族が自分の「耐えがたさ」をもちこむところであると指摘している。耐えがたさの中には，彼らがこれまでの人生で形成してきた対人関係上の問題が大きな要素として含まれるであろう。そして，患者たちが相当な時間を一緒に過ごす病棟という**治療環境**の中で，それらの問題が他の患者やスタッフとの関係性において，凝集された形で再現される。スタッフチームはそれを治療的素材として用いる必要がある。そのためには，病棟の環境全体が治療的機能を

持つように設定されることが肝要である。

　狩野（2007）は，**チームの組織化**という言葉を使っている。臨床家にとって，チームをどのように構成するかが治療的介入そのものであると考え，病院や病棟における患者の対人関係の葛藤の解決や，心理社会的成熟に影響する主要な要素に，①病院・病棟・チームの組織のあり方，②治療理念・治療計画・治療目標，③責任や権限の位置，④リーダーシップと役割分担，⑤以上の要素がスタッフ・患者にどの程度明確になり，共有されているかの程度，を挙げている。この⑤の視点が最も重要であるが，実際の臨床現場では，スタッフ間でも共有が不十分なことがあるし，治療の主体である患者との間に，治療についての認識や情報の格差が生じることが多い。しかし，何のために入院しているのか，そして，入院中に患者自身が自分の治療のために何をすればよいのかを話し合うことが治療のスタートラインである。患者によっては言語的コミュニケーションが機能しないこともあるだろう。話し合いを拒絶されることもあるかもしれないが，粘り強くこの作業に取り組み治療への合意を結ぶことが，その後の治療の成否を分ける。

　チームが有効に機能するためには，定期的なカンファレンスが必要である。院内のみで開く場合もあれば，地域の関係機関（たとえば，保健所や地域活動支援センター等のスタッフ）と合同で開く場合もある。その際，スタッフ間の意見の相違は，患者の複雑な問題を理解するヒントとなることが多い。

2-3　治療共同体の視点を生かす

　治療共同体（therapeutic community）は，病院・病棟・デイケア・施設等を一つのコミュニティと考え，個人精神療法や集団精神療法のみでなく，それ以外の日常の活動，たとえば，料理・掃除・レジャーなどのアクティビティを重視し，その中で起こる様々な出来事を全体で共有し，患者（メンバー）とスタッフが一緒に考え対処しようとするアプローチである。ヘイとウォーラル（Haigh & Worrall, 2002）は「人と人の交流のプロセスや，グループのプロセスの治療的重要性を利用するように意図された環境である…（中略）…対人的で

情緒的な問題がオープンに話し合われ，メンバーは信頼できる関係性をつくりあげることが可能となる。お互いのフィードバックによって，メンバーが自分の問題に向き合うことや，人と人の間での自分の振る舞いについての気付きを引き出すことが促進される」と定義している。

　日本においては，これまで治療共同体の実践は根付きにくかったが，その理念や組織化の視点は，精神科入院治療で生かせる点が多いと考えられる。たとえば，治療者―患者関係に加えて，患者同士のつながりを重視する視点，その病棟の全入院患者と当日出勤のスタッフ全員が集まって，自分たちの病棟生活について話し合い考える**コミュニティ・ミーティング**が定期的に行われること，スタッフも患者もできる限り情報の共有を目指すこと，病棟での活動が構造化されて，患者が**役割と責任**をもってそれらに臨むことなどである（Jones, 1968 鈴木訳 1976）。

　入院治療はできる限り短期間で終えて，すみやかに地域での生活に戻れるように援助することが基本であるが，患者の心理社会的問題にはふれずに症状の沈静化のみで終わると，地域に戻っても同様の問題が繰り返されて再入院となることが多い。そのため，公認心理師として生物―心理―社会的視点を生かしたかかわりが求められる。

3　公認心理師に求められるアセスメント

3-1　個々の患者をアセスメントする

　入院治療はアセスメントに役立つ情報が豊富に得られる場である。患者はそれぞれが抱えてきた問題を，日々の入院生活において意識的にも無意識的にも他の患者やスタッフとの関係性の中で展開させる。公認心理師は，個人面接や心理検査等を使ったアセスメントに加えて，チームの一員として病棟にかかわりながら，関係性を通した**心理的アセスメント**を行う必要がある。つまり，つねにアセスメントのスイッチを「オン」にした状態で業務にあたることが，生きたアセスメントにつながるのである。

　一方，面接や心理検査といった構造化されたアセスメントに至るプロセスも様々である。依頼者は主治医のみではなく，担当看護師や精神保健福祉士の場合もあれば，カンファレンスでその必要性が確認される場合もある。患者本人が希望する場合もあるし，公認心理師自身がかかわりの中で必要と感じる場合もある。ただし，国の社会保障制度によって「公的医療保険から医療機関に提供される医療費の単価」としての診療報酬が定められている。この制度においては，ある一定の標準化された心理検査は「臨床心理・神経心理検査」として位置づけられ，「医師が自ら，又は医師の指示により他の従事者が自施設において検査及び結果処理を行い，かつ，その結果に基づき医師が自ら結果を分析した場合にのみ算定する」と規定されているので，医師の指示を明確にしたうえで実施にあたる必要がある（一般社団法人日本公認心理師協会保健医療分野委員会，2020）。

3-2　全体としての治療環境をアセスメントする

　個々の患者のアセスメントに加えて，病棟もしくは病院全体の状態や課題についても考える視点を保持しておきたい。藤山（2015）は，チームは本来「患者の幸福の実現のための精神医学的実践を課題とする集団」であるが，「さまざまな感情と憶測が渦巻く場となり，建設的な意見交換がなされなくなったり，不要な衝突や対立が起きたり，チーム全体が誰かに依存的になってしまったり，フォーマルでない閉鎖的なサブグループにチームが分裂してしまったりするようなことが起きやすいのである」と述べている。患者の重篤な精神的問題に日々向き合う病棟においては，このような現象が生じやすい。大切なのは，その状況を否認せずに，集団に何が起こっているのかをカンファレンス等を通して振り返り考え続け，患者支援の新たな方向性を見出すことである。

　モース（Moos, R. H.）は，1974年に「**病棟雰囲気尺度**（ward atmosphere scale：WAS）」を刊行した（Moos, 1996）。これは，精神科病棟の治療的雰囲気を患者やスタッフがどのように感じているのかをアセスメントするためのツールで，100の文章から構成され，それらが3つの次元と10の下位尺度に分かれ

表7-2 WAS 3つの次元と10の下位尺度

関係性の次元 relationship dimensions
1. かかわり合い involvement（I） 患者がどれくらい積極的で活発にプログラムに参加しているか。 2. サポート support（S） 患者同士がどれくらいサポートし合っているか。そして，スタッフが患者にどれくらいサポーティブであるか。 3. 自発性（自然な感情表現）spontaneity（SP） プログラムがどれくらい患者やスタッフの感情の率直な表現を奨励しているか。
個人的な成長の次元 personal growth dimensions
4. 自律性 autonomy（A） 患者がどれくらい自信をもって，人に頼らずに自分で意思決定できるか。 5. 実際的なオリエンテーション practical orientation（PO） 患者が実践的なスキルを学び，プログラムを終了するための準備がなされている程度。 6. 個人的な問題へのオリエンテーション personal problems orientation（PPO） 患者が自分の感情や個人的問題を理解するために探究する程度。 7. 怒りと自己主張的言動 anger and aggression（AA） 患者が，他の患者やスタッフと議論し，率直な怒りや他の主張的言動を示す程度。
システム維持の次元 system maintenance dimensions
8. 秩序と組織化 order and organization（OO） 重要な秩序と組織化がプログラムの中にどれくらいなされているか。 9. プログラムの明確性 program clarity（PC） 患者が日々の決まった活動において自分に期待されていることを理解している程度。そして，プログラムのルールや手順の明白さの程度。 10. スタッフのコントロール staff control（SC） 必要な管理のもとに患者をおくために，スタッフが対策を講じる程度。

（出所）Moos（1996）をもとに筆者作成

ている（表7-2）。日本ではあまり使われていないが，病棟全体や病棟プログラムの現状を把握し，今後どのように変化させていくのがよいのかを考える材料を提供してくれる尺度である（Moos, 2003）。

4 入院治療における心理学的支援

4-1 集団精神療法——入院の場でよく用いられる援助法として

入院治療では，一つの特定の心理学的アプローチのみで患者への治療・援助が完結するとは考えにくい。多様なアプローチが多職種によって展開されるこ

とで，患者はじっくりと回復していく。ここでは，入院において用いられることが多い**集団精神療法**について解説する。

　集団精神療法は「話し合いを通じて対人関係の中で起きる葛藤や個人の葛藤の意味を理解し洞察を得るように援助する手段」と定義される（鈴木，1999）。集団を用いたアプローチには，活動を通じて行われるものと，言葉を媒介にしたものがあるが，後者を狭義の集団精神療法と考える。この中にも SST（社会生活技能訓練），集団認知行動療法，サイコドラマなど様々なアプローチがあるが，それらの基本となり通底する考え方や方法について以下に述べる。

担当者

　精神科入院治療の場合は多職種で協働して運営する場合が多い。それぞれが依拠する理論によって，担当者の呼称は「セラピスト」「コンダクター」「ファシリテーター」「ディレクター」「リーダー」など様々である。

メンバーの人数と選定

　6〜8人の小グループから，コミュニティ・ミーティングのような大グループまで，グループのサイズは幅広い。そのグループの目的に適したサイズを選ぶことが必要である。メンバーはチームと協議しながら担当者が選定する。事前に個々のメンバーに個人面接を実施して，その人のニーズを含め，これまでの対人関係のありようを中心に必要な情報を聴き取りアセスメントして，参加に適しているかどうかを判断する。実施期間中はメンバーを固定し欠員があっても補充しない方法，欠員が出ればその分補充する方法，そしてメンバーを厳密に定めない方法がある。

頻度・時間

　1週間に1回，決まった曜日の決まった時間を設定し，病棟の週間プログラムに組み入れると有効である。精神的な健康度の高いメンバーの場合には1回90分であるが，精神科病棟で実施するグループの場合は45分から60分で設定されることが多い。

部屋や椅子の配置

　できる限り正方形に近い部屋を選び，椅子を等間隔で円形に並べる。基本的

にはテーブルは置かない（図
7-1）。セッション中は関係ない
人の出入りがないように事前に
調整しておく。一方，コミュニ
ティ・ミーティングではオープ
ンな空間である病棟デイルーム
を用いることが多い。

組織の中でコンセンサスを得る

新しくグループを始めるため
には，組織の中で目的・対象・

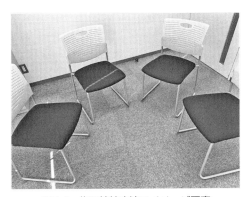

図7-1　集団精神療法のイメージ写真

方法等についての共通理解を得ておくことが肝要である。その際には，既存の
治療サービスとの協調に配慮する。集団精神療法は全体としての治療サービス
と調和してはじめて治療効果が発揮される。

担当者の役割

テーマはとくに定めず，メンバーに思いついたことをできるだけ自由に話し
てもらい，グループの流れを尊重する。重篤な精神的問題をもつメンバーのグ
ループは，話の内容があちこちに飛び交うこともあるが，交通整理はしない。
様々な発言の背景にある情緒的な雰囲気を感じ理解し，それを短い言葉でグル
ープ全体に伝えるようにする。最も大切なことは，時間や場所などのバウンダ
リーを守って安全な空間を維持することである（鈴木，2014）。終了後には参加
したスタッフでレビューの時間を設けて，グループの流れや個々のメンバーの
様子，そして自分自身が何を感じていたのかを共有する。

治療機序

ヴィノグラードフとヤーロム（Vinogradov & Yalom, 1989）は，①希望をもた
らすこと，②普遍性，③情報の伝達，④愛他主義，⑤社会適応技術の発達，⑥
模倣行動，⑦カタルシス，⑧初期家族関係の修正的繰り返し，⑨実存的因子，
⑩グループの凝集性，⑪対人学習，の11因子を抽出している。鈴木（1999）は
「参加メンバーは，治療者がいる安全な空間の中で，他のメンバーや治療者と

の間で対人関係の実験をしたり，他のメンバーが実験している様子を観察することが可能である」と述べている。

　集団精神療法のグループの中では，患者の健康な部分が活性化されることが多い。また，たとえ支離滅裂な発言であっても，その奥底に流れる気持ちを理解することに意味がある。セラピストとメンバー間のみでなく，むしろメンバー同士で深い情緒的な共鳴が生じることも多い。

4-2　集団精神療法の架空事例を通して

　Aは高校3年生の春に統合失調症を発症した，20代後半の女性である。高校までは学業成績優秀で大学進学を目指していたが，発症後は度々入退院を繰り返し進学も叶わなかった。今回の入院の3か月前に妹が大学院に進学し，その前後から「近所の人にいつも監視されている」という注察妄想が再燃し，満足に食事をとることもできずに自室に閉じこもり，体重減少も目立っていた。心配した両親に連れられて来院したが，本人は入院を拒否するため，**精神保健指定医**[1]の診察の結果，心身の安全を確保するために医療保護入院となり急性期病棟に入院した。当初は主治医や他のスタッフにも拒絶的態度が目立ち，他の患者に対して被害妄想的になることも多かったが，薬物療法に加えて看護師の支持的なかかわりの中で少しずつ安定を取り戻し，2週間後には作業療法に参加することもできるようになった。担当看護師Bにはポツリポツリと体調のことなどを話す場面もあったが，他の患者との交流はほとんどなく，とくに同年代の女性患者に対しては「自分のことを馬鹿にしている」と言って睨みつけることがあった。入院1か月後，主治医より「グループの中で他者とのかかわりをもつ経験をしてほしい」と，公認心理師Cと看護師ら（日勤看護師のローテーション）で運営している集団精神療法のグループへの参加依頼があり，事前面接を経て参加が決まった。

　グループ中はじっと黙って座り，他の患者の発言をうつむいたままで聴いて

➡1　精神保健福祉法で定められている国家資格。非自発的入院や行動制限において重要な役割を担っている。

いることが多かったが，ある日のセッションで，統合失調症で入院しているD
が「僕の家は弟が家業を継いでいる。自分はこんな病気になって仕事もしてい
ない。親に面倒かけてばかりやなぁ」と発言した後に，Aはしっかりと顔をあ
げてDを見て「私……」と小声でつぶやき涙を浮かべた。他のメンバーからも
「俺は穀潰しや，アハハ……」「世間の目は厳しいわ」等の発言が出てグルー
プは終了になった。

　青年期に発症したAは，進学・就職を望みながらも実現できず，多くの時間
を精神科病院で過ごしてきた。妹とは仲のよい姉妹であり，妹はAの病気をよ
く理解していたが，妹の大学院進学はAにとってはアンビバレントな感情を抱
く出来事であり，抑えようにも抑えられない羨望が病的な被害感へと発展した。
個人面接では当たり障りのない話に終始していたAであるが，グループの中で
Dの発言に動かされた。AとD，そして他のメンバーとの間に情緒的なつなが
りが生じていた。

　Cはその日のセッションを，レビューで看護師とともに振り返ったうえで，
Aの様子を担当看護師B・作業療法士・精神保健福祉士・主治医に伝え，チー
ムとしてAへの理解を深め今後の支援につなげた。

　精神科入院治療においては，一筋縄の援助ではビクともしないケースに出会
うことも多い。治療効果が目に見えずスタッフが疲弊してしまうこともある。
しかし，チームが機能し，お互いのサポートと協働があれば，個々の患者の細
かな変化に気づく余裕を取り戻すことができるのである。

❖考えてみよう
　精神科病院においては，非自発的に入院している患者とも出会うことになる。
そのような患者に対して，公認心理師としてどのような支援ができるのか。その
患者の立場に身を置いて考えてみてほしい。

📖もっと深く，広く学びたい人への文献紹介
　日本集団精神療法学会編集委員会（監修）（2017）．集団精神療法の実践事例30
　　　──グループ臨床の多様な展開──　創元社

129

☞集団精神療法の歴史・研修・精神科医療に加え，様々な領域における実践例が紹介されている。集団精神療法を具体的に学びたい人の役に立つ。

藤岡 淳子（編著）（2019）．治療共同体実践ガイド──トラウマティックな共同体から回復の共同体へ── 金剛出版

☞治療共同体の価値基準等を学ぶことが，公認心理師に求められる患者や他のスタッフとの関係性のあり方について考えることにつながる。

引用文献

藤野 ヤヨイ（2003）．精神科病院の特質と入院患者の人権 現代社会文化研究，*28*, 171-187.

藤山 直樹（2015）．チーム医療のマネジメント 日本精神神経学会精神療法委員会（編） 臨床医のための精神科面接の基本（pp. 77-84） 新興医学出版社

Haigh, R., & Worrall, A. (2002). The principles and therapeutic rationale of therapeutic communities. In Royal College of Psychiatrists (2002) *Community of Communities Process Document 2019-2020* (p. 26) https://www.rcpsych.ac.uk/docs/default-source/improving-care/ccqi/quality-networks/therapeutic-communities-c-of-c/cofc-process-document-2019-2020.pdf?sfvrsn=77daf685_4（2021年12月24日閲覧）

Hinshelwood, R. D. (2001). *Thinking about Institutions: Miliuex and Madness*. London: Jessica Kingsley Publishers.

一般社団法人日本公認心理師協会保健医療分野委員会（2020）．令和2年度診療報酬改定について https://www.jacpp.or.jp/document/pdf/2020housyukaitei-kaisetsu.pdf（2021年12月24日閲覧）

Jones, M. (1968). *Beyond the Therapeutic Community: Social Learning and Social Psychiatry*. New York: Yale University Press.
（ジョーンズ，M. 鈴木 純一（訳）（1976）．治療共同体を超えて──社会精神医学の臨床── 岩崎学術出版社）

狩野 力八郎（2007）．チームはどこにでもある 集団精神療法，*23*(2), 89-98.

厚生労働省（2012）．精神科医療の機能分化と質の向上等に関する検討会（第1回）資料 https://www.mhlw.go.jp/stf/shingi/2r985200000264pr-att/2r985200000264x9.pdf（2021年12月24日閲覧）

厚生労働省（2014）．長期入院精神障害者の地域移行に向けた具体的方策の今後の方向性 https://www.mhlw.go.jp/file/05-Shingikai-12201000-Shakaiengokyokushougaihokenfukushibu-Kikakuka/0000051138.pdf（2021年12月24日閲覧）

厚生労働省（2018）．最近の精神保健医療福祉施策の動向について https://www.mhlw.go.jp/content/12200000/000462293.pdf（2021年12月24日閲覧）

厚生労働省（2021a）．精神障害にも対応した地域包括ケアシステム構築のための手引き（2020年度版）　https://www.mhlw-houkatsucare-ikou.jp/ref.html#sec02（2021年12月25日閲覧）

厚生労働省（2021b）．精神保健医療福祉に関する資料・令和 2 年度　https://www.ncnp.go.jp/nimh/seisaku/data/（2021年12月25日閲覧）

Moos, R. H.（1996）. *Ward atmosphere scale sampler set manual, test booklets and scoring key.* California: Mind Garden, Inc.

Moos, R. H.（2003）. *The social climate scales: A user's guide* (3rd ed.). California: Mind Garden, Inc.

鈴木 純一（1999）．集団精神療法　松下 正明（総編集）　臨床精神医学講座15　精神療法（pp. 179-192）　中山書店

鈴木 純一（2014）．集団精神療法――理論と実際――　金剛出版

Vinogradov, S., & Yalom, I. D.（1989）. *Concise Guide to Group Psychotherapy.* New York: American Psychiatric Press.
　（ヤーロム，I. D.・ヴェノグラード，S.　川室 優（訳）（1991）．グループサイコセラピー――ヤーロムの集団精神療法の手引き――　金剛出版）

第8章 精神科（2）精神科診療所・外来精神医療
——身近になった精神科医療と公認心理師

今井たよか

本章では，外来での精神科医療における公認心理師の役割について概観する。まず，日本の精神科医療が入院中心から地域生活中心に移行する中で，外来精神医療，とくに精神科診療所の果たしてきた役割を紹介する。その中で公認心理師が受け持つ役割を，デイケア・心理面接・アセスメントの三つの仕事と，それぞれの仕事における連携のあり方から考える。それらをふまえて，うつ病の架空事例を協働の観点から検討する。人々の生活を支える身近な精神科医療の役割は，今後ますます多様になっていくだろう。

1 精神科診療所・外来精神医療と心理支援

1-1 地域で生活する——精神科医療の歴史と現在

　現在では，精神科医療を専門とする診療所は，多くの地域に当たり前のように存在している。しかし，そのような状況が広がったのは1980年代以降のことである（図8-1）。日本の精神科医療は入院が中心で，入院期間も長期に及ぶことが多い（第7章参照）。それに対して，患者が入院しないで，あるいは退院して生活するときに，「**地域で生活する**」ということがある。また，外来への通院で行う治療を，とくに**外来精神医療**と呼ぶ場合がある。

　外来精神医療を担うのは，精神科病院や総合病院等の精神科，そして**精神科診療所**（精神科クリニック）である。精神科では治療に年単位の期間を要することが多い。患者は，それぞれのライフサイクルの中で一定期間，定期的に通

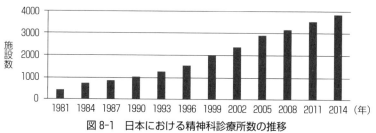

図8-1　日本における精神科診療所数の推移
（出所）窪田（2018）をもとに筆者作成

院しながら，自らの住居で生活を続ける。生活状況は様々であり，就労してい
るかもしれないし，通院以外にほとんど外出しないかもしれない。家族の手厚
い援助を得られる場合もあれば，周囲に頼れる人がほとんど見当たらない場合
もあるだろう。しかし，どんな状況であっても，精神科の治療を続けながら生
活するためには，疾患をもつ人自身と，その人にかかわる家族や友人や地域社
会の人々と，医療・保健・福祉等の支援者との**協働**の積み重ねが必要である。

　精神疾患は，その疾患が時代ごとにどのような意味をもつものとして扱われ
てきたかという歴史と切り離して理解することはできない。精神疾患が近代医
学の治療対象となったのは18世紀である。20世紀半ばからは，**精神薬理学**と**精
神科診断学**が相互に関連しながら発展し，「この疾患のこの症状にこの薬」と
いう，患者や関係者から見てわかりやすいアプローチが可能になった。

　とはいえ，精神疾患・精神障害に対する様々な偏見は今もなお存在している。
精神科を受診することへの抵抗感も残っている。そのような社会状況の中にあ
って，地域で生活しながら精神疾患の治療を行っていくための資源となること
が，精神科診療所の役割の一つである。

1-2　精神科診療所の役割と機能分化

　精神科診療所はその役割の違いから二つの型に分けることができる。一つは
単機能型の診療所で，**気分症群**や**不安または恐怖関連症群**の患者が多く，主に
医師による**薬物療法**と**精神療法**を行っている。もう一つは多機能型の診療所で，
統合失調症等の診断を受けた**精神障害者**の包括的な地域ケアを担っている。窪

表8-1　精神科診療所の機能

	メンタルケア型診療所	コミュニティケア型診療所
機能	単機能型（基本型）	多機能型（包括型）
スタッフの職種	医師・看護師・事務職員・公認心理師等	（左記に加えて）精神保健福祉士・作業療法士等
サービスの種類	診断・薬物療法・精神療法（心理療法），心理検査等	（左記に加えて）デイケア・ナイトケア・アウトリーチ等

（出所）窪田（2016）をもとに筆者作成

田（2016）は，前者をメンタルケア型診療所，後者をコミュニティケア型診療所とし，その機能は補い合う関係にあると述べている（表8-1）。

　両者に共通する医療制度的な基盤は，1972年に認められた**通院精神療法**の**診療報酬**である。定員の多い大規模な**精神科デイケア**の診療報酬は1974年に新設され，精神科病院等での開設が徐々に進んだ。多機能型精神科診療所の基盤が整ったのは，1988年の診療報酬改定で小規模な精神科デイケアが認められたことによる。精神障害は疾患としての側面と，障害としての側面を併せ持っており，病状の悪化や変動が生活状況に大きく影響を与える[1]。多機能型精神科診療所は，精神障害をもつ人々に対して，医療的ケアを行いながら，その中で回復の場としての精神科デイケア・ナイトケアや，精神保健福祉士による生活支援を同時に提供できる有用性がある（今井，1998）。

　近年では，**うつ病**として認知される患者が増加している。さらに，**発達障害**として認知される生活のしづらさをもった人が，二次的にうつ病等を発症する

➡1　「精神障害者」は，「精神保健及び精神障害者福祉に関する法律」の第5条において「統合失調症，精神作用物質による急性中毒又はその依存症，知的障害，精神病質その他の精神疾患を有する者」と定義される。このうち，とくに統合失調症やその他の精神疾患に含まれるうつ病等においては，その疾患を原因として何らかの心身の機能の障害がある程度持続的に生じる一方で，疾患そのものに対する薬物療法等の治療も長期にわたって継続される。「疾患」としての側面を見た場合には，症状が軽快または消退することもあれば，急性期的な症状が再燃したり，新たな症状が出現したりすることもありうる。このように，疾患としての側面がつねに治療を必要としつつ様々な動きを示すと同時に，日常生活や社会活動の支障となる「障害」としての側面には福祉的な手立てが必要とされるところに，精神障害に対する支援の課題が多く含まれている。

ケースも増加している。これらの人々は，学校や職場に適応しづらくなったことがきっかけで発症する場合も多いため，**リワーク（職場復帰支援）**を多機能型精神科診療所のデイケアが担うことも増えてきた。また，**認知症**や**児童思春期**といった特定の領域を専門とする精神科診療所も現れつつある。加えて，**ストレス関連症群，物質使用症群または嗜癖行動症群**（アディクション），**パーソナリティ症群**に専門的に対応できる精神科診療所の増加も望まれている。

1-3　地域連携と生物―心理―社会アプローチ

次に，外来による精神科医療と地域の様々な社会資源との連携を考えてみよう。まず，保健分野の機関には，**保健所・市町村保健センター・精神保健福祉センター**がある。いずれにおいても，保健師・精神保健福祉士・公認心理師等が，心の健康についての様々な相談に応じている。精神疾患についての知識が普及したとはいえ，**初期サイン**に本人や家族が気づくことは容易ではない。本人が治療につながりにくい場合には，家族が相談できる窓口も必要である。医療機関受診までの中継点としても，保健分野は大切な役割を果たしている。

また，ある程度安定した状態になった人が，生活の維持や就労のために福祉サービスを利用する場合もある。精神疾患の治療過程においては，社会生活をどう回復するかが課題となることが多い。そのとき，心理的な側面からは，不安や焦りなどの感情を表出しつつ調節しながら，計画を立てて行動目標を実行していくことが課題となる。このように，医療による治療，福祉によるサービス，心理的な支援の三つを，その人の目標に応じて総合的に行うことが必要である。

医療と他の領域との連携は，**生物―心理―社会モデル**（BPS モデル：bio-psycho-social model）から理解することができる。BPS モデルでは，疾患の症状を含めてその人に起きている事態を，生物的次元・心理的次元・社会的次元の相互作用として認識する（渡辺・小森，2014）。このモデルでは，職場の状況や家族関係といった外的な変化から症状という内的変化への影響だけでなく，症状が職場の状況や家族関係等に影響を与えるという内的変化から外的変化へ

の影響も考慮する。

　生物・心理・社会それぞれの次元の様々な現象が互いに関連するという**システム論的・円環的なとらえ方**は，精神科医療においてとくに重要である（楢林，2017）。たとえば，統合失調症の症状の変動に，不安や孤立といった要因が関係することが臨床的に経験される（原田，2006）。不安感や孤立感といった心理的要因が生物的側面に影響して症状が悪化し，症状が悪化すれば周囲の人々が対応に困惑したり疲弊したりして社会的状況も悪化するという悪循環が生じる。この悪循環に対して，相互作用が変化するように働きかけ，回復に向かう循環を作り出すことが，心理社会的介入のポイントになる。

2　精神科診療所・外来精神医療における公認心理師の役割

2-1　精神科デイケアの中の公認心理師

　精神科デイケア（以下，デイケア）は，医師・看護師・精神保健福祉士・公認心理師・作業療法士等からなる**多職種チーム**（multidisciplinary team）によって運営される。デイケアのスタッフは，それぞれ異なる専門性をもちながら，それらを超えたデイケアスタッフとしての基盤を共有して支援を行う。このようなチームをとくに**超職種チーム**（transdisciplinary team）と呼ぶことがある（西尾，2004）。デイケアの超職種チームでは，プログラムの運営や各メンバー（デイケアでは患者のことをメンバーと呼ぶ場合が多い）の担当等の仕事を，どの専門性をもったスタッフも同じように行う。その中で，必要に応じてそれぞれの職種の専門的視点が活用される（図8-2）。では，公認心理師はどのような役割を果たすことができるだろうか。

　まず，プログラムについて考えてみよう。デイケアでは，慢性期メンバーの再発防止，急性期メンバーの病状安定，職場復帰のためのリハビリテーション等，様々な目的をもったプログラムが組まれている。**心理教育**や**社会生活技能訓練**（SST：social skills training）等の認知行動療法を応用したプログラムを行う場合には，公認心理師がプログラムのリーダーをしたり，他職種のリーダ

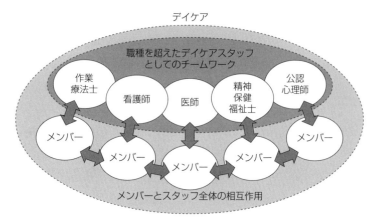

図8-2　デイケアの超職種チームのイメージ

ーに心理学的視点から助言したりすることが可能である。

　表8-2のプログラム例では，週1回の話し合いの時間（水曜日の午後）に，メンバーとスタッフが次週のプログラムについて話し合っている。メンバーが自分のやってみたいことを提案し，楽しさ，取り組みやすさなどをお互いに検討してプログラムを決めている。公認心理師は，このような話し合いの場で，個々のメンバーが話しやすくなるように，また，話さないメンバーも居心地よくいられるように，コミュニケーションを援助する役割を担うことができる。

　デイケアスタッフは，メンバーとの個別面接も行い，生活状況やデイケア通所の目標等を検討する。デイケアで把握された困り事について，診察やケースワークにつなぐこともある。特定のスタッフへの依存や反発といった心理的葛藤を強くもつメンバーの場合は，デイケアの公認心理師が継続的に個別面接を担当し，そのメンバーのデイケア利用を支える役割を受け持つこともできる。

　また，食事や休憩も含めたプログラム内外の様々な場面で，メンバー間およびメンバーとスタッフの相互作用がどのように起きているかを観察し，グループがもつ**治療因子**（Yalom & Leszcz, 2005）を随時評価して，それらが維持されたり促進されたりするようグループに働きかけることも，公認心理師の役割の一つである。治療的な相互作用の中で，メンバーにとって安心感のもてるデイ

表8-2　精神科診療所デイケアのプログラム例

曜日	月	火	水	金	土
午前	体操	パソコン	カラオケ	新聞づくり	鉄道部
午後	朗読会	フットサル	話し合い	うどん屋さん	お散歩会

（出所）上野・竹中・川久保・原田・梅垣（2018）をもとに筆者作成

ケアの文化がしだいに作られる。

　このようなデイケアの中で，スタッフが超職種チームとしての共通基盤を形成するためには，スタッフ同士の意見交換の場が必要である。通常は，毎日デイケア終了後に，記録をつけながらスタッフミーティングを行う。スタッフミーティングで話し合われた情報を，心理的視点から分析・総合し，デイケアの支援が充実するような提案をしていくことも公認心理師の大切な役割となる。

2-2　精神科医療チームの中の心理面接

　精神科医療の中での公認心理師による心理面接は，一般に**カウンセリング**あるいは**心理療法**と呼ばれる（精神療法と心理療法は英語では同じ psychotherapy ＝サイコセラピーであるが，精神科領域で精神科医師が行う場合には，精神療法という用語を使う場合が多い）。1-2 で述べたように，精神科診療所・外来精神医療の基本となる精神科専門療法は通院精神療法（近年は在宅精神療法とあわせて**通院・在宅精神療法**と呼ばれる）である。診療報酬が認められている心理療法としては，他に**標準型精神分析療法**と**認知療法・認知行動療法**がある（厚生労働省，2020）。

　精神科医療の中で，心理職が行う心理面接をどのように位置づけるかということは長年の課題であったが，公認心理師という国家資格ができたことによって制度的基盤が築かれようとしている（今井，2016）。精神科診療所・外来精神医療の現場において，公認心理師は今後さらに，医師との協働によって心理面接を提供する役割を担っていくことになるだろう。

　ここで，精神科医療における心理面接の意味を考えるために，患者の身になって想像してみよう。──あなたはこの数週間，気分が落ち込み，よく眠れず，

表8-3　効果が実証された精神療法の例

疾患	精神療法
統合失調症	社会生活技能訓練（SST），就労支援，認知行動療法，行動変容，社会学習，トークンエコノミー法，包括型地域生活支援プログラム（ACT）
うつ病／大うつ病性障害	行動療法，認知行動療法，対人関係療法
パニック症／パニック障害	曝露（situational *in vivo* exposure），認知行動療法
強迫症／強迫性障害	認知行動療法（曝露反応妨害法を含む，薬物療法より効果的）

（出所）大野（2018）をもとに筆者作成

　とうとう今日はどうしても出勤できなかった。自分が役に立たない人間になってしまったように感じている。家族は，あなたに精神科診療所を受診しようという。それはいったいどんな所だろうか？――はじめて精神科を受診する人は，普段の自分と異なる状態にあって，この先どうなるかわからない不安を抱いている。そのようなときに，はじめて出会ったスタッフが自分の話に耳を傾けてくれたという経験ができれば，そこから始まる精神科医療との関係は，いくらかでも安心感や信頼感を含んだものになるだろう。

　耳を傾けるといっても，患者は必ずしも自分から明晰に話せる訳ではない。面接者は，患者が混乱した内的状態を言葉にできるまで静かに待つこともある。あるいは，攻撃的になっている患者に対して，その攻撃の背景にある感情を想像し，面接者の方から慎重に言葉にして伝えることもある。どんな場合にも，患者に起きていることに関心を向け，患者の話すことをその背後の心の動きを含めて**傾聴**する姿勢が，心理面接の基本となる。

　心理療法については，アセスメントにもとづいて特定の心理療法を選択し，**インフォームド・コンセント**を行ったうえで実施することが求められる（表8-3）。**エビデンス**の確立された認知行動療法は，疾患の治療を一義的な目的とする医療実践に必要なアプローチとして，普及が進んでいる。

　同時に，精神科医療の現場には，診断が確定しにくかったり，複数の疾患や障害を抱えたりしながら，複雑な生の困難に苦しんでいる人（Sullivan, 1953）も来談する。そのため，患者と面接者の関係の中で時間をかけて困難を解きほ

ぐす**精神分析的心理療法**や，患者の健康な側面の成長を支える**クライエント中心療法**が，その患者のニーズに即している場合もある。近年では，精神分析的心理療法やその流れの一つである**力動的心理療法**の効果研究も進んでいる（Levy & Ablon, 2009）。

2-3　アセスメントとコンサルテーション

　心理的アセスメントは，患者を心理的側面から理解し，その理解を支援に生かすための総合的な過程であり，外来精神医療チームの公認心理師にも必須の技能である（図8-3）。それぞれの精神科診療所・外来精神医療において，提供可能な方法による心理的アセスメントが行われている。

　たとえば，デイケアを担当する公認心理師は，**関与しながらの観察**によるアセスメントを行っている。心理面接は，それ自体が過程の中に一定の心理的アセスメントやケースフォーミュレーションを含んでいるということができるものである。さらに必要に応じて導入時や継続中に心理検査を実施する場合もある。また，医師が診断や治療の参考にするために，公認心理師に心理検査の実施と報告を求める場合も多い。心理検査については，その患者の目的に応じた**テストバッテリー**を組む（複数の心理検査を組み合わせる）ことが求められる。また，実施に際してはインフォームドコンセントが必要である。

　中村（2010）は，**ロールシャッハ・テスト**の研究史をたどる中で，近年は「個人を理解して，介入や援助のために相手をよりよくわかる作業のために，本人を含め，さまざまな専門家と結果を共有することができるようになりました」と述べている。このように，心理検査の結果を，患者自身とその関係者にどう伝え，どう活用するかという「伝え方」の技術がますます重要になっている。学校や職場や福祉施設など，地域の様々な機関との連携の中で支援を行う精神科診療所では，心理検査の結果を生かした公認心理師による**コンサルテーション**が求められている。

　患者本人に対しては，自己理解が深まるように話し合いながら検査結果を伝える。家族や関係者が患者の同意を得て情報提供を求めている場合には，家族

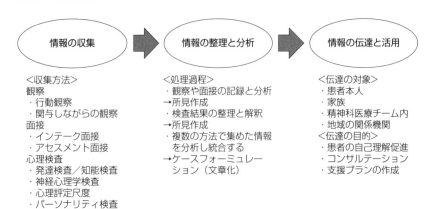

図8-3　心理的アセスメントの過程

や関係者と患者の間に，回復に役立つ相互作用が生じるように伝え方を工夫する。関係者とのケース会議を行うときにも，心理検査の結果があると具体的な助言を行いやすい。このように，精神科診療所・外来精神医療においても，心理的アセスメントは，協働のためのツールとして重要性を増している。

3　うつ病の架空事例──うつ病から職場復帰への回復過程

3-1　事例の概要

　Aは20代半ばの男性で，大学卒業後IT系企業に就職して2年目になる。1年目は上司や同僚に恵まれ，楽しみながら着実に仕事を覚えることができた。2年目はA自身が新人の教育係になり，同時に新たなプロジェクトに参加することになった。真面目で努力家のAは，毎日深夜まで作業を続け，納期に遅れることもなく，ミスもほとんどなかった。新人に対しては，自分が新人のときにしてもらったように接したいと考え，献身的に世話をしていた。

　しかし，秋になって，新人が大きいミスをしたため，Aはさらに休日もすべて出勤しながらそのミスをカバーしようとした。結果は思わしくなく，Aが責任を問われることになった。Aは自分を責めた。気持ちが沈み，仕事に集中するのが困難になった。夜中に悲観的な考えばかり浮かんで，なかなか眠れず，

身体の症状		心の症状
○食欲低下・味覚障害 ○性欲低下 ○睡眠障害（入眠・中途覚醒・早朝覚醒・熟眠感がない） ○自律神経症状（頭痛・めまい・動悸・呼吸・発汗・消化器症状など） ○倦怠感・疲労感・首肩こり・腰痛など	 互いに影響	○抑うつ気分・喜怒哀楽の喪失 ○自己否定（自責感・罪責感・無価値感・希死念慮・自殺念慮） ○不安・焦燥 ○興味・関心の低下・気力低下 ○思考の鈍さ・判断力低下 ○微小妄想（罪責妄想・貧困妄想・心気妄想） ○依存症や統合失調症でもうつ症状を呈することがある

自分で気づいたり　　他人が気づいたり

生活への影響

○不眠・食欲低下 ○毎日が充実していない ○自分が役に立つ人間だと思えない ○今まで楽しめていたことが楽しめない	○わけもなく疲れた ○飲酒量が増えた ○ネガティブな発言が増えた ○怒ることが増えた

図8-4　うつのアセスメント

（出所）著者（伊藤）・筆者作成

何度も目が覚め，早朝から絶望的な気分になる日が続いた。食欲もなくなり，疲れきって体が重く，職場で座っていることも困難な状態になった。

Aは現在，父母と母方祖母の4人暮らし。3つ年上の姉がいるが，昨年結婚して遠方に引っ越して行った。父は教師で3年前から管理職をつとめ，外向的な性格で深夜まで自宅に帰らないことが多い。母はパートの仕事をしながら，認知症の祖母を自宅で介護しており，忍耐力のある控えめな人である。A自身の生育歴には特別なエピソードは見当たらない。

3-2　治療の経過

年末になり，上司がAの異変に気づいて産業医に紹介された。産業医は休職と精神科診療所の受診を勧めた。Aは，母とともに近隣の精神科診療所を受診した。その日の予診は公認心理師Bが担当で，Aと母は落ち着いて話すことができた。Aは，SDSうつ性自己評価尺度の記入を求められた。主治医の診察では，うつ病の診断が伝えられ，うつ病がどういうもので，今どうすることが必要か説明され，休職の診断書が作成された（図8-4）。Aと母は少し安心した

ようだった。

　1か月後，薬物療法の効果が現れて気分の落ち込みは軽減し，食欲も回復してきたが，休職して何もしていない状態に対する罪悪感と焦りが強まった。そこで，公認心理師Bによる心理療法が主治医から指示された。Bは主治医と打ち合わせ，Aの経過や予診時の様子などを考慮して，うつ病治療にエビデンスをもつ対人関係療法（水島，2009）を行う方針とし，初回面接でインフォームドコンセントを行った。対人関係療法では，「役割の変化」の領域を扱った。うつ病発症のきっかけになった，職場で新人の教育係を引き受け過剰にその責任を取ろうとしたことと，背景として，家族内での姉や父母それぞれのライフステージの変化やそれに伴うA自身の課題の変化があったことなどが話し合われた。父母が同席で行うセッションも設けて，Aは自責や焦りや不安の感情を父母に対して表現し，必要なサポートを自発的に求めることができるようになっていった。

　Aは主治医と話し合い，職場復帰までのステップとして，その診療所に設置されているデイケアを利用することにした。デイケアではAと同年代の公認心理師Cが担当になり，Aは他メンバーとともに趣味のゲームの話をしたり筋肉トレーニングに取り組んだり，親密な雰囲気の中で少しずつ自信を取り戻した。デイケア通所によって規則的な生活ができるようになり，睡眠も改善した。

　3か月後，Aは職場復帰を決意し，デイケア担当の精神保健福祉士のサポートも得ながら必要な手続きを行った。家庭内では，父が母の家事や介護を手助けするようになった。Aは定期的な受診と公認心理師Bによるカウンセリングを継続し，時間短縮勤務から始めて徐々に職場復帰しつつあるところである。

3-3　精神科診療所・外来精神医療の今後の役割

　この架空事例のように，医師・公認心理師・精神保健福祉士等のスタッフがお互いにすぐ打ち合わせのできる環境の中に，治療と支援に必要な資源が詰まっていることが，精神科診療所・外来精神医療の利点である。今後は，自助グループなどの活動とも連携し，心の健康の身近な拠点としての精神科診療所・

外来精神医療の広がりと多様化，その中での公認心理師の活躍が望まれている。

❖考えてみよう

　統合失調症を20代で発症し，10年以上入院していた患者が，退院して地域で生活するために，あなたの所属する精神科診療所に通院することになった。公認心理師として，あなたにできることは何だろうか。アセスメント・心理面接・デイケアの三つの業務と，チームによる連携の観点から考えてみよう。

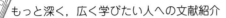 もっと深く，広く学びたい人への文献紹介

ウィンストン，A.・ローゼンタール，R.N.・ピンスカー，H.　大野　裕・堀越　勝・中野　有美（監訳）（2015）.　動画で学ぶ支持的精神療法入門　医学書院
　☞支持的精神療法は，精神力動的精神療法の考え方を基礎としながら，自尊感情の向上といった現実的な目的に焦点を絞って行われる心理療法で，精神分析と認知行動療法をつなぐ視点を持つ基礎的な面接方法である。本書は動画によるデモンストレーションを参照しながら学ぶことができ，精神科医療で面接を行うすべての公認心理師にとっての基本テキストとなるものである。

フィン，S.E.　野田　昌道・中村　紀子（訳）（2014）.　治療的アセスメントの理論と実践――クライエントの靴を履いて――　金剛出版
　☞著者のフィンは，MMPI およびロールシャッハ・テストの専門家である。本書は，心理検査の実施から結果の伝達までの過程をクライエントとの協働で行うことによって，一種の短期的心理療法としての効果が生まれることについて書かれている。治療がクライエントとの協働作業であることを鮮やかに記述していて，これからの外来精神医療に生かせる考え方である。

引用文献

原田　誠一（2006）.　統合失調症の治療――理解・援助・予防の新たな視点――　金剛出版
今井　たよか（1998）.　診療所デイケアが「居場所」であることの意味　デイケア実践研究，*2*, 55-59.
今井　たよか（2016）.　公認心理師成立までの経過と今後の展望　外来精神医療，*16*, 55-60.
厚生労働省（2020）.　令和2年度診療報酬改定について
窪田　彰（2016）.　多機能型精神科診療所による地域づくり――チームアプローチによる包括的ケアシステム――　金剛出版

窪田　彰（2018）．日本の精神科診療所の地域ケアの歴史を振り返る――多機能型精神科診療所の発展を軸に――　原田　誠一（編）　メンタルクリニックのこれからを考える（p. 13）　中山書店

Levy, R., & Ablon, S.（Eds.）（2009）．*Handbook of Evidence-based Psychodynamic Psychotherapy: Bridging the Gap between Science and Practice.* New York: Human Press.
（レヴィ，R. A.・アブロン，J. S.　安達　圭一郎・石山　貴章・久崎　孝浩（編訳）（2012）．エビデンスベイスト精神力動的心理療法ハンドブック――科学と臨床実践をつなぐ試み――　北大路書房）

水島　広子（2009）．対人関係療法マスターブック――効果的な治療法の本質――　金剛出版

中村　紀子（2010）．ロールシャッハ・テスト講義Ⅰ基礎編　金剛出版

楢林　理一郎（2017）．家族療法　原田　誠一（編）　精神療法の技と工夫（pp. 126-133）　中山書店

西尾　雅明（2004）．ACT 入門――精神障害者のための包括型地域生活支援プログラム――　金剛出版

大野　裕（2018）．第6章　精神科治療学　Ⅲ　精神療法　尾崎　紀夫・三村　將・水野　雅文・村井　俊哉（編）　標準精神医学　第7版（p. 168）　医学書院

Sullivan, H. S.（1953）．*Conceptions of Modern Psychiatry.* New York: W. W. Norton & Company Inc.
（サリヴァン，H. S.　中井　久夫・山口　隆（訳）（1976）．現代精神医学の概念　みすず書房）

上野　光歩・竹中　崇二・川久保　智美・原田　徹・梅垣　颯輝（2018）．うどん屋さん作り　精神科臨床サービス，*18*，205-208．

渡辺　俊之・小森　安永（2014）．バイオサイコソーシャルアプローチ――生物・心理・社会的医療とは何か？――　金剛出版

Yalom, I., & Leszcz, M.（2005）．*The Theory and Practice of Group Psychotherapy* (5th ed.). New York: Basic Books.

第9章 アディクション
——アルコール依存症と摂食障害の入院治療を中心に

牧 野 友 也

> 　人は多かれ少なかれ何かに「ハマる」ことがある。それが自分でもコントロールできなくなると，自分や周囲の人を苦しめることになる。コントロールできないほどハマってしまうことを**アディクション**という。現代ではアルコール，薬物をはじめ，ギャンブル，ゲームへのアディクションが大きな社会問題になっている。また摂食障害も，食生活行動をめぐるアディクションとしてとらえることができる。アディクション問題には，これまでは心理職が十分かかわることがなく，今後の積極的なかかわりが期待されている領域である。この章ではアディクション問題を概観して，アルコール依存症と摂食障害の入院治療の実際を紹介する。

1　アディクションとは

1-1　アディクション関連の疾患

　依存症というと，意志の弱い人，さらには人生の落伍者というイメージをもつかもしれない。しかし，依存症は生物—心理—社会的な問題が複合された精神疾患であることが，今日では明らかにされている。日本では**アルコール依存症**の疑いがある人は約107万人と推計されている（尾﨑，2014）。**ギャンブル障害**の疑いがある人は70万人以上いるといわれる（樋口・松下，2017）。2018年に公表された WHO の新しい診断基準，ICD-11（国際疾病分類の第11回改訂版）には新たな依存症として**ゲーム障害**が含まれている。このように，依存症はじ

つはありふれた問題なのである。

　人は誰でも何かにハマったり，頼りにしたりすることがある。しかし依存症になると，適度に楽しむことができなくなり，いくらやめたいと思っても歯止めが効かなくなる。そのような状態を**コントロール障害**という。依存症では，対象への依存行動によって脳内で快楽物質が分泌されることで感じる快感が報酬となる。このように，生理的な次元での報酬刺激を求める嗜癖性のために，行動のコントロールができなくなるという説明もある。

　依存症には物質依存とプロセス依存という二つの分類がある（Schaf, 1987 斎藤監訳 1993）。まず**物質依存**とは，アルコールや薬物，ニコチンなど物質の摂取による依存である。楽しみの酒や，軽い気持ちで手を出した薬物が，飲み続け，使い続けるうちに**耐性**がつき量が増えていく。やめられなくなり，仕事や人間関係にも支障をきたし，身体への影響によって命も危険になる。もう一つの**プロセス依存**は，ある行為を繰り返すことへの依存であり，ギャンブル障害，ゲーム障害などがある。ギャンブル障害ではしばしば借金問題で生活が破綻する。ゲーム障害ではゲームの過剰使用によるひきこもりが社会生活に重大な影響を及ぼす。**摂食障害**も，やせることへのこだわりや，食事制限，食べ吐きをやめることができないという点からは，プロセス依存としてとらえることもできる。以前は依存といえば，アルコールと薬物が主な問題だったが，現在では，上記のようなひろがりをもっていると理解されるようになっており，ここでは依存を包括的にとらえる場合に**アディクション**（addiction：嗜癖）と呼ぶことにする。

1-2　自己防衛としてのアディクション

　アディクション行動の多くは，もともとは日常的な楽しみであり，アクセスしやすいものである。酔いの快感やギャンブルやゲームでの勝利による達成感など，現実を忘れることもできるストレス解消法である。あるいは体重が減ることや，やせることで自信をもち，周りからも評価される。

　また，日常のストレス発散としてだけではなく，十分意識されずに抱えてい

る自信のなさや，自己不全感などの心の苦痛も，アディクション行動によって緩和される。アディクションはコントロールできない心の苦痛を，アディクション行動というよりコントロールしやすい形に置き換えることによる自己対処法ともいわれる（Khantzian & Albanese, 2008 松本訳 2013）。

　アディクションは**否認の病**ともいわれる。まず，本人は自分にアディクション問題があることを認めない（**第一の否認**）。また，問題があっても自分はやめられるといってコントロールできないことを認めない（**第二の否認**）。アディクション行動さえなければ何の問題もないと考える（**第三の否認**）。これらの否認も，心の苦痛の緩和のためにアディクションが必要であり，それがなくなることの恐怖や不安がそれだけ大きいことのあらわれと考えることができる。

　またアディクションには，適切に自分の心を省察し，相手の心を共感的に理解する力である**メンタライゼーション**（mentalization）の発達不全状態が影響する。メンタライゼーションの発達不全による情動調整や衝動制御の障害が，アディクション行動につながる。メンタライゼーションの発達不全は，心的外傷的な養育体験の影響を受けているともいわれており，アディクション問題だけではなく，**パーソナリティ障害や解離性障害**，**虐待**など様々な心の病や問題に影響すると指摘されている（崔，2016）。

　アディクション行動は，心の苦痛への本人なりの対処であり，メンタライゼーションの発達不全の結果であると理解することは，臨床的に意義のある欠かせない視点である。

1-3　アディクションの理解と治療関係の理解

　アディクションの治療では，症状や行動のコントロールができるように援助することと，症状や行動の背後にある心の苦痛に焦点を当てて理解し，その苦痛を和らげていくことの二つが課題となる。アディクション行動に対しては，周りからの助言や注意，非難の効果は乏しい。周囲は辟易して無力感を抱くことになるが，一方で自分を犠牲にしてかかわるということもあるかもしれない。アディクション問題では本人が助けを求めるよりも，周囲の人が揺さぶられる

ことが多い。そのため，アディクションの治療では，治療者と患者[1]の関係の中で起こることについての理解が大切になる。関係を理解する一つの視点として，精神分析にもとづいた精神力動的な理解が役に立つ（松木，2008）。

　精神力動的な理解では，不安への防衛という無意識的な精神内界の力動が重要になる。アディクションの理解における重要な不安は，自分は役に立たず無価値であると感じられる無力感や，罪悪感・絶望感からなる心の苦痛であり，**精神分析**では**抑うつ不安**と呼ぶ。心の発達や成長のためには，この抑うつ不安を本人が受け入れ，乗り越えることが重要になる。

　アディクション患者の内的世界には，アディクション行動をすることで問題を感じなくなる**万能的な病的自己**と，アディクションから回復することを望む**健康な自己**の二つの自己があると考えられる。前者の自己は，抑うつ不安から逃れるためにアディクションを用いることで，心の苦痛がないかのように万能的でいる状態である。酔っている状態やアディクション行動にはまり込んでいる状態，またはやせた身体にしがみつくことによって理想的な自分になり，万能感をもつことができている状態である。後者の自己は，なんとかしたいと感じている部分であるが，解決の困難さのために前者の自己が優勢になる。

　治療関係の中では，患者の健康な自己は外部へと投影され，治療者がその部分の役割を担うことになりやすい。そうすると治療関係は治す人と治される人の関係になる。さらにコントロールする人とされる人の関係にもなり，治療や成長は進展しない（図9-1）。必要なのは，治療者が患者の抑うつ不安を理解しながら，健康な自己を見つけ出してそこにかかわることである。そうして患者自身が万能的な病的自己の部分に気づき，見極めることが目標である（図9-2）。これはメンタライゼーションが機能している状態でもある。そのとき，抑うつ不安の心の痛みを治療者と共有することが必須であるが，これは容易な治療過程ではない。

　治療者は自分の中の万能的な病的自己を知ることも必要である。治療者が自

→1　ここでは医療場面を想定しているため，セラピストや援助者を治療者，クライエントや被援助者を患者と表現する。

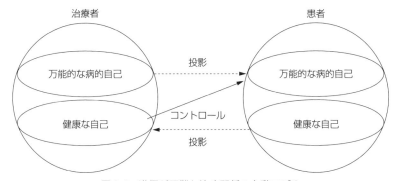

図 9-1　進展が困難な治療関係の力動モデル
（出所）和田（2013）をもとに筆者作成

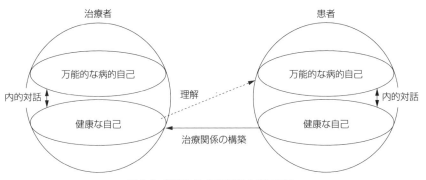

図 9-2　適切な治療関係の力動モデル
（出所）和田（2013）をもとに筆者作成

分の問題に無自覚であれば，患者に自分の問題を投影しやすくなる。そうなら
ないためには治療チームでカンファレンスを行うことや，治療者が個別にスー
パービジョン（担当する事例について，経験者から受ける指導）を受けることが
大切である。

2　アルコール依存症の治療

2-1　アルコール依存症の入院治療プログラム

アルコール依存症は，飲酒に関連して重大な問題が生じているにもかかわら

表9-1　ARP（alcoholism rehabilitation program）の例（A病院）

月	火	水	木	金	土
心理教育 酒害体験発表 （看護師）	ドクター勉強会 （医師）	栄養・健康教室 （管理栄養士） 家族教室 （PSW）	院内断酒例会 （外来患者も 参加）	テーマ・ ミーティング （心理，PSW）	施設メッセージ （外部施設）

　ず，強い渇望があり飲酒を続けてしまう症状を指す。アルコールをやめると，不眠，イライラ感が起こるという程度のものから，重症化すると手指振戦，発汗，体温上昇などの**離脱症状**が出現する。最重度では離脱せん妄に至る場合もある。

　多くの場合，本人や家族が飲酒の問題を意識してから治療につながるまでに数年を要する。飲酒の影響で体調を崩して内科で治療を受けても，再び飲酒し続けている場合も多い。断酒が必要であるが外来では治療が進展しない場合，とくに何年もかけて依存症が進行している場合は，入院治療が必要となる。

　精神科のA病院を例として考えてみよう。定員40名の男女混合のアルコール依存症治療専門病棟があり，入院期間は1〜3か月である。入院治療では仕事や家庭生活から離れなければならない。しかし，家庭や仕事の問題を棚上げできる，仲間づくりができる，じっくり自己理解できる，などのメリットもある（辻本，2013）。

　入院中であっても決められた範囲で自由行動ができ，飲酒行動についてもつねに管理されているわけではない。その中で主体的に治療に取り組むことに意味がある。治療プログラム（alcoholism rehabilitation program：ARP）は毎日行われる（表9-1）。様々な職種が担当するプログラムの中で，病気の特性について学び，自身の飲酒の歴史や飲酒パターン，とくにコントロール障害をめぐる経験の振り返りなどを行う。入院から3週間後には地域の**自助グループ**にも参加する。

　否認の問題のために，治療スタッフや他の患者への不満を訴えることが多くなるというように他罰的になることがある。逆に，周りに表面的には合わせて

ばかりという過剰適応的になる場合もあり，治療スタッフにとってかかわりが
難しい場合は多い。入院による自尊心の傷つきに配慮しながら，健康な自己と
の治療関係を作ることが必要である。

アルコール依存症の架空事例

　マコトは厳しかった父親への反発から，思春期は不良グループに加わり高校
を中退し職を転々とした。飲み屋で知り合った女性と結婚し，正社員になり収
入が安定したことで，父を見返せたと思った。妻はもともと精神的に不安定だ
ったが，マコトには自分なら救えるという自信があった。しかし妻は自傷を繰
り返し，そんな妻をマコトは叱責するという生活だったが，あるとき妻は自死
に至った。父を病気で亡くした後は母と同居し，仕事に打ち込み家も新築した。
それでも妻を亡くしたことへの後悔は強く酒量は増えた。酔っては母にあたる
ようになり，仕事も休みがちになった。

　内科への短期入院を繰り返した後，母に連れられ専門治療につながり，入院
治療を受けることになった。はじめての専門病棟では，自分は周りとは違うと
感じて短期間で自主退院したが，すぐに再飲酒をはじめると止まらなくなり再
入院を決意した。それからはカウンセリングの中で，妻の死別に対して自分を
責めるのではなく，妻が亡くなった現実を受け容れていくことができるように
なり，父との葛藤についての理解も深めた。とくに，父への反発から人に頼ら
ず抱え込んで後で困るというパターンがあることを認識し，幼い頃は父を恐れ
ていたことを思い出した。父についての複雑な感情が思い起こされることに彼
自身も驚いた。ARPに参加し自助グループに通う中で，飲酒の怖さを認める
ようになり，仲間とのつながりもできて，退院後も自助グループ参加を続けな
がら断酒を続けた。

2-2　地域での取り組みとの連携——自助グループ，デイケア

　入院での治療プログラムに取り組んだとしても，退院後の生活の中での再飲
酒の恐れは大きい。そこで，自助グループへの参加，**デイケアや民間の回復施
設**への通所は大きな支えになる。自助グループには**AA**と**断酒会**がある。

　AA（Alcoholics Anonymous）は1935年にアメリカで二人の当事者が結成したものである。匿名性を重視し，12ステップと12の伝統にもとづいて活動を行っている。**断酒会（全日本断酒会連盟）**は1963年に発足した。家族の出席を重視し，原則実名参加である。社会活動に積極的に参加している。

　こうした自助グループでは，コントロールできなかった自分の飲酒の体験などを話す。そのためには無力感を受け容れることが必要であり，これは抑うつ不安を受け容れることと同等の課題である。回復途上は感情的にもなりやすく，冷静に語ることは簡単ではない。しかし自助グループや回復施設では，自分の体験を語るためのモデルになる存在と出会うことができる。同じ問題を抱える者同士が集まることで情緒的な回復も可能になる。

　人の話を聞いて，自分は違うと理由づけしたり，苦しさがよみがえるなどして，自助グループへの参加がストレスになることもある。回復途上の不安定な時期には，人間関係の問題も少なくないことにも注意する必要がある。

　デイケアや民間の回復施設など，日中過ごすことができる地域資源は，仕事や社会参加の機会が乏しい場合や，入院によって整った断酒生活を退院後も継続するための大きな支えになる。一人暮らしの人や高齢者など，生活スキルの課題が大きい場合に利用することが多い。

2-3　家族への支援

　飲酒は，心の苦しさを自分なりに和らげるために必要な行為という側面もあるため，本人が治療を求めることは少ない。家族が注意をしてもなかなか聞き入れない。それゆえ，家族はやむなく本人の酒の失敗や問題を肩代わりして，問題を抱え込むようになり事態は悪化する。これは本人が飲酒を続けることを促す状態であり，家族によるそのような行動を**イネーブリング**（enabling）という。この視点は，家族に対して問題悪化の責任を感じさせる可能性があることへの配慮が必要である。

　これまでは家族への支援として，イネーブリングをやめるよう取り組むことが推奨されてきた。しかし近年では，より洗練された家族への援助の方法とし

て CRAFT（community reinforcement and family training：コミュニティ強化
と家族トレーニング）が用いられている（Smith & Meyers, 2004 境・原井・杉山
監訳 2012）。CRAFT ではイネーブリングをやめるだけではなく，問題解決の
ためのより効果的な方法を学ぶ。プログラムの中では，問題状況を明確にして
客観視することに取り組む。また，本人に対して周囲の心配を伝える，本人の
行動の中のプラスの面に注目するなどコミュニケーションを変えることを学ぶ。

2-4　支援とのつながりの大切さ──ハームリダクション

　ハームリダクション（harm reduction）とは，コントロール障害により物質
依存をただちにはやめることができないときに，できるだけ害を少なくするた
めの実践である（成瀬，2019）。違法薬物問題に対して，厳罰で問題を抑制する
には限界があることや，むしろ問題が悪化することがわかってきた。ゆえにハ
ームリダクションでは非処罰化の実践として，厳罰ではなく援助につなげるこ
とになる。

　アルコール依存症の治療の基本目標は断酒であるために，依存が重度である
ほど治療へのハードルが上がり，アクセスが難しくなる。そのため，ハームリ
ダクションの取り組みとして，本人が治療や相談につながるように，断酒では
なく**減酒治療**を選択肢に入れることが行われるようになっている（湯本・瀧
村・樋口，2018）。この取り組みによって治療や支援とつながりやすくなり，途
切れにくくなる。また，アルコール依存症者に対してアディクションをやめる
ことの難しさを否定しないメッセージにもなる。

3　摂食障害の入院治療

3-1　摂食障害の概要

　摂食障害の発症者には前思春期の児童，中年女性，男性の増加など，幅がみ
られるが，主に思春期から青年期の女性に多く，長い経過をたどる。拒食症と
して一般にも知られているが，様々な身体症状・合併症の危険があり，一般人

口と比較しての死亡率は高い。DSM-5（American Psychiatric Association, 2013 髙橋・大野監訳 2014）では**神経性やせ症**（anorexia nervosa）と**神経性過食症**（bulimia nervosa）に大きく分けられる。

　神経性やせ症の特徴には，**カロリー摂取の制限**，**体重増加や肥満への恐怖**，病的なやせがありながらも自分がやせていると感じない**ボディーイメージの障害**がある。神経性過食症の特徴としては，繰り返される**むちゃ食い**のエピソード，反復する**不適切な代償行動**（自己誘発性嘔吐・絶食・過剰な運動など）がある。病的なやせは，**体格指数**（BMI：body mass index：体重（kg）÷（身長（m)）^{2}：普通体重は18.5〜25未満）にもとづいている。軽度が BMI17以上，中等度が BMI16〜16.99，重度が BMI15〜15.99，最重度が BMI15未満である。その他にも DSM-5では，過食しても排出行動を伴わない**過食性障害**（binge eating disorder）が新しいカテゴリーとして独立した。

　現代ではやせていることが美しさの基準とみなされており，ダイエットに成功すると達成感や優越感を味わうことができる。ダイエットをきっかけに摂食障害になると，食べることを極端に抑えるか，過食と排出行動を繰り返す。体重の数値に強くこだわり，それが人生のすべてであるかのようになる。嘔吐による排出行動を伴う場合は，吐きやすいものを選んで食べる。摂食障害者の体重や体型へのこだわりは異様にも映るほどである。

3-2　摂食障害の病態と治療目標

　摂食障害はたんなる食行動の問題だけではない。アディクションとしての摂食障害は，無力感や罪悪感など抑うつ不安による心の痛みの自己治療として行われている。やせていることが理想化されて，やせるためのあらゆる努力が行われる。体重や体型への強いこだわりは，やせることがそれだけ達成感をもたらし，自己不全感や低い自己評価を和らげることを示している。そのようなあり方について，松木（2008）は精神分析的な理解にもとづいて，摂食障害を食行動のみならずパーソナリティの問題であるとしている。

　治療では，やせるための行動を放棄しなければならない。同時に，それらを

自己治療として引き起こした心の痛みからの回復も必要となる。そしてやせの理想化を手放すこと，抑うつ不安を受け容れる，ということが目標となる。

3-3　摂食障害の入院治療の実際──体重管理と心の課題への取り組み

　摂食障害の入院治療が導入されるのは，体重減少や排出行動が悪化して生活が行き詰まる場合，外来治療であらかじめ定めた体重の下限に至った場合などである。摂食障害患者にとっては体重が減ることが自信の源であるため，体重を増やすことは難しい。摂食障害の入院治療では，体重増加につながる行動に報酬の体験を伴わせる**オペラント条件づけ**（道具的条件づけ）（本シリーズ『学習・言語心理学』参照）にもとづいた行動療法を中心に行われることが多い。精神科のA病院における入院治療では，体重が増加していくに従い入院生活での行動範囲が広がるように設定している（表9-2）。このような治療構造を大きな枠組みとしつつ，病気の特性や危険性について学ぶことや，体重や体型への関心や考え方の偏りなどを客観視しながら見直す**心理教育**や**認知行動療法**も行う。

　摂食障害の治療では，治療への抵抗の強さから，取り組みに対して様々な形で嘘やごまかしが容易に入り込む。そのためルールの設定と実行が重要になる。具体的には，食事の制限時間と食べる場所，食事の完食，嘔吐を防ぐための食事後の安静時間，体重測定の回数などが含まれる。体重に応じて設定内容が変わるため，毎週治療プログラム内容を検討する。設定されたプログラム内容は途中で変更しない。プログラムの遂行は，週の初めに①本人の要望を受ける⇒②スタッフでカンファレンスを行って検討する⇒③再度本人とスタッフで協議する，という三段構えの設定面接によって支えられている。治療の段階が進むと，入院生活の中で間食の量の自己管理や，退院後の生活を見据えての家族との外食，さらに外泊して体重を維持する課題も行われる。

　治療中のルールからの逸脱は軽微なものも含めて少なくない。ルール逸脱は食事摂取，体重増加に伴って生じる不安のあらわれである。逸脱を許さない厳密なルールの適用では，信頼関係を維持することが難しくなりうる。しかし反

表9-2　摂食障害入院行動療法設定表の例（A病院）

〔火〕-〔月〕		A	さんの摂食障害入院行動療法プログラム						
身長 (cm)	体重 (kg)	現在のBMI	13.2	です。					
155.6	32	退院目標体重	42.4	kg　です。		第		1	週

段階		目標体重	BMI	テーマ	行動範囲	日常生活の制限	治療	食事メニュー	鼻注	間食
0		(初め1- 2週間)		急性合併症予防	病棟内	電話面会可， 入浴原則禁止・清拭	諸検査， 診断面接	随時設定します	随時 鼻注	
Ⅰ	a	33	kg	13.5	こだわり食行動を遮断し，コントロール衝動を見つめます。	原則病室	電話面会禁止， 観察室食	精神療法 （心理療法）	普通食小盛り 1500kcal	3週間段階が上がらなければ鼻注	間食・ 嗜好品 は禁止
	b	34	kg	14		病棟内	公衆電話1回／日， 面会禁	病棟作業療法	普通食小盛り 1500kcal		
Ⅱ	a	35	kg	14.5	新しい生活サイクル，家族関係を考え，練習します。	スタッフ 同伴院内	公衆電話可， 面会週2回×30分， デイルーム食	本人家族合同 面談，病棟・ 作業療法試行	普通食中盛り 1700kcal		
	b	36	kg	15		院内単独	電話面会自由	作業療法	普通食並盛り 1900kcal		飲料可
Ⅲ	a	38	kg	15.5	退院後生活に待つ問題を解決するために，工夫し，練習します。	公園まで	外出自由	作業療法 週3回以上	普通食並盛り +α		飲料 水・間 食可
	b	39	kg	16		病院近辺	外出自由＋通所施設 同伴見学				
Ⅳ	a	40	kg	16.5	退院生活に準じた生活をし，慣らします。	院外自由	外出自由，同伴外食	本人家族 合同面談	普通食並盛り +α		自由
	b	41	kg	17			毎週1泊から 外泊開始				
Ⅴ		42.4	kg	17.5	自宅生活に移行します	自由	毎週2泊以上外泊		普通食並盛り +α		

（注）鼻注とは，鼻から胃へ細い管を入れて流動食を注入する方法。

対に，逸脱の意味について検討することなく許容することは，患者の治療抵抗に加担することになる。そのため，逸脱が起こったときには，スタッフ間や患者との間でその意味を考え，共有することが重要である。

摂食障害の架空事例

　30代半ばのトモコは，人任せな父とやさしいがマイペースな母がおり，姉はしっかり者だった。小学校時代にいじめを受けるが，いじめる側に回ることで対処した。その後不良グループに入り，高校は中退し運送業を転々とした。20歳から食べ吐きによるダイエットが習慣化して以来，体重増減を繰り返し，中

断を含めて長期間の治療を受けていた。その後両親が病気がちになり，心配した姉の勧めもあって，入院治療に取り組む決意をした。

　入院後は，ひとかけらだけおかずを残すなどの微妙な抵抗に，スタッフは翻弄された。それでも体重は増加し，成人後に仕事の都合で実家を出ることになったときに母から離れる不安を覚えたことを想起するなど内省し，不安を言語化した。しかしその後は体重は長く停滞し，密かな排出行動も疑われたが，治療チームは指摘せずに見守る対応をとった。膠着状態の長期化によって，治療チーム内でトモコに対して陰性感情，無力感が漂い，緊張関係が強まっていたところ，トモコが自ら食事をひそかに捨てていたことを告白した。その後も体重の微増と停滞を繰り返した。またトモコが患者グループの中でデイルームの共用テレビのチャンネル権や入浴の順番をコントロールしていたことが明らかになり，そのことを診察やカウンセリングの中で話題にした。すると抵抗は，診察やカウンセリングの時間をコントロールすることなどで示すようになった。これは様々な不安の表れであることを伝えてもトモコは否定した。それでも食事の摂取をなんとか続けたことで，体重は目標に達して退院に至った。

　期間が限られた入院治療だけでは摂食障害治療は完結せず，治療は外来で継続していく。また，入院しても結局食べることができなかったり，間食のための万引きが病院の売店で繰り返されるなどの大きな逸脱行為により，入院治療が中断されることもときには起こる。退院後の再発に苦しむこともある。しかし，一定期間内でも規則的に食事を摂ること，それに伴う不安を経験すること，治療スタッフによるかかわりを経験することはできる。入院治療には，身体的な危機的状態を修正することや，病的な日常生活から離れて治療や回復への取り組みを経験できる意義がある。

❖考えてみよう

　自分自身，やめたくてもついやってしまうことについて，物質依存，プロセス依存のそれぞれの点から振り返ることを通して自己理解に取り組んでみよう。ま

た，家族にアディクション問題があると仮定して，自分ならどのようにかかわることができるかを考えてみよう。

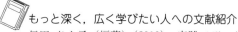
もっと深く，広く学びたい人への文献紹介

信田 さよ子（編著）（2019）．実践アディクションアプローチ　金剛出版
　　☞アディクション臨床の歴史的な変遷と，多様な支援や回復の方法などについて，様々な立場からわかりやすく紹介されている。

松木 邦弘・鈴木 智美（編）（2006）．摂食障害の精神分析的アプローチ　金剛出版
　　☞摂食障害についての精神分析的な理解と，精神分析的な心理療法による回復，成長のプロセスが描かれている。

引用文献

American Psychiatric Association（2013）．*Diagnostic and statistical manual of mental disorders* (5th ed.). Washington, D.C.: American Psychiatric Publishing.（日本精神神経学会（日本語版用語監修）高橋 三郎・大野 裕（監訳）（2014）．DSM-5 精神疾患の診断・統計マニュアル　医学書院）

崔 炯仁（2016）．メンタライゼーションでガイドする外傷的育ちの克服　星和書店

樋口 進・松下 幸生（2017）．ギャンブル障害の疫学調査，生物学的評価，医療・福祉・社会的支援のありかたについての研究，国内のギャンブル等依存に関する疫学調査（全国調査結果の中間とりまとめ）（障害者対策総合研究開発事業，国立研究開発法人日本医療研究開発機構）https://kurihama.hosp.go.jp/about/pdf/info_20171004.pdf（2021年12月26日閲覧）

Khantzian, E. J., & Albanese, M. J.（2008）．*Understanding addiction as self medication: Finding hope behind the pain.* Maryland: Rowman & Littlefield Publishers.（カンツィアン，E. J.・アルバニーズ，M. J.　松本 俊彦（訳）（2013）．人はなぜ依存症になるのか——自己治療としてのアディクション——　星和書店）

松木 邦裕（2008）．摂食障害というこころ——創られた悲劇／築かれた閉塞——　新曜社

成瀬 暢也（2019）．ハームリダクションアプローチ——やめさせようとしない依存症治療の実践——　中外医学社

尾﨑 米厚（2014）．日本成人における飲酒関連問題の頻度と潜在患者　https://mhlw-grants.niph.go.jp/system/files/2014/143031/201412040A/201412040A

0002.pdf（2021年12月26日閲覧）

Schaf, A. W. (1987). *When Society Becomes An Addict*. New York: Harper Collins.
　（シェフ，A. W.　斎藤 学（監訳）（1993）．嗜癖する社会　誠信書房）

Smith, J. E., Meyers, R. J. (2004). *Motivating substance abusers to enter treatment*. New York: The Guilford Press.
　（スミス，J. E.・メイヤーズ，R. J.　境 泉洋・原井 宏明・杉山 雅彦（監訳）（2012）．CRAFT 依存症患者への治療動機づけ――家族と治療者のためのプログラムとマニュアル――　金剛出版）

辻本 士郎（2013）．アルコール使用障害に対する外来治療　物質使用とアディクション臨床ハンドブック　精神科治療学，*28* 増刊号

和田 良久（2013）．摂食障害の力動的精神療法　臨床精神医学，*42*(5), 635-641.

湯本 洋介・瀧村 剛・樋口 進（2018）．アルコール依存症に対する減酒外来の実践　精神医学，*60*(2), 131-139.

第Ⅲ部

保健と災害支援の心理学

第10章 ひきこもり支援
──家族・多職種・地域との連携

小坂礼美

　現在日本では，ひきこもり100万人時代ともいわれるように，「ひきこもり」は身近な社会問題となっている。その一方で実際のひきこもり当事者について語られる機会は少なく，「病気」なのか「甘え」，「育ち」の問題なのか「社会」の問題なのか，各人によって描かれるイメージにも隔たりがあると思われる。
　本章では，地域精神保健の中で，ひきこもりの当事者・家族・複数の支援者等とどのようにかかわっていくか，心理療法だけではない柔軟な支援のあり方を学んでいく。

1　ひきこもりの現状

1-1　ひきこもりの定義と背景

　厚生労働省（2010）の「ひきこもりの評価・支援に関するガイドライン」（以下「ひきこもりガイドライン」）では，**ひきこもり**を「様々な要因の結果として社会的参加（義務教育を含む就学，非常勤職を含む就労，家庭外での交遊など）を回避し，原則的には6ヵ月以上にわたって概ね家庭にとどまり続けている状態（他者と交わらない形での外出をしていてもよい）を指す現象概念」と定義しており，原則として統合失調症の陽性あるいは陰性症状にもとづく精神病性のひきこもり状態は含めていない。

　満15歳〜39歳を対象とした「若者の生活に関する調査（ひきこもりに関する実態調査）」（内閣府，2016）および満40歳〜64歳を対象とした「生活状況に関

する調査」（内閣府，2019）では，「趣味の用事の時だけ外出する」「近所のコンビニなどには出かける」「自室からはでるが，家からはでない」「自室からほとんどでない」を選択し，その状態となって6か月以上経つものを広義の**ひきこもり**として定義している。

　これらの結果によると，我が国の満15歳から満39歳の広義のひきこもりの数は，約54.1万人（約1.57％），満40歳から満64歳の広義のひきこもり数は，約61.3万人（約1.45％）と推計され，そのうち約6〜7割が男性である。

　同調査によると，満15歳から満39歳の広義のひきこもりのうち，小・中学校時代での**不登校**の経験者は30.6％，いじめの被害経験がある者は36.7％であり，ひきこもりのきっかけは「不登校」と「職場になじめなかった」がそれぞれ18.4％と高くなっている。一方，満40歳から満64歳のひきこもりのきっかけは，「退職したこと」が29.1％，「人間関係がうまくいかなくなったこと」が18.7％であり，各年齢で必要とされる社会参加の中でのつまずきや傷つきが契機となっていることがうかがえる。

　こうした中で，ひきこもりの長期化・高齢化も大きな課題となっており，「本人にまかせておけばいつか回復するだろう」と安易に見守るだけで，ひきこもりが解消されることは難しく，専門的な支援が必要なケースも多い。また，ひきこもりが長期化することで，家族との関係悪化や自尊感情の低下が懸念されるとともに，社会参加へのハードルがよりいっそう高くなってしまうことを理解しておくべきである。

1-2　地域精神保健におけるひきこもり対策

　1990年代初頭，不登校の長期化としてのひきこもりにスポットがあたりはじめ，1999（平成11）年にはKHJ全国ひきこもり家族連合会が設立されている。また，世間の耳目を集めた事件の犯人がひきこもり傾向であったという報道等から，徐々にひきこもりの問題が社会で（主にネガティブなイメージで）認知されるようになった。そのような社会情勢の中，厚生労働省は2001年に「10代・20代を中心とした『ひきこもり』をめぐる地域精神保健活動のガイドライン

（暫定版）」を作成し，文部科学省も同年，「思春期の子どもと向き合うために」を刊行している。その中では，**非社会的問題行動**の事例の中に「ひきこもり」が位置づけられている。

　その後，若年者の雇用問題が深刻化するにつれ，学校教育や職業訓練を受けていない若年無業者は**ニート**（not in education, employment or training：NEET）と呼ばれ，ひきこもり問題と交錯する形で対策がとられることとなった。2006年に，厚生労働省による「地域若者サポートステーション」が，ついで2009年にひきこもり対策推進事業が創設され，都道府県や指定都市に**ひきこもり地域支援センター**が設置された。

　このような中で，若年層には不登校からひきこもり状態への移行を防ぐための積極的介入が，ひきこもりが長期化している30代の人には，社会参加・就労支援が行われてきた。ただしこれらの施策は，40歳以上のひきこもり当事者への支援に乏しく，また当事者の親の高齢化等の問題もあり，地域でも孤立が深まるケースがみられるようになった。

　そこで，2015年４月に**生活困窮者自立支援法**が施行され，市町村域でもひきこもり支援が拡充されることとなった。生活困窮とは，たんに経済的に困窮している状態のみを指すものではなく，**社会的孤立**など様々な社会的排除状態を含んでいる。社会的に孤立した状態のままでは，経済的な自立の継続も難しいという立場に立って，日常生活の自立・社会生活の自立・経済的自立を目指すものである。現在，図 10-1 のように，住み慣れた地域での相談体制が構築されている。

　このようにひきこもり対策は，社会情勢や政府の方針に大きく左右されながらも，地域全体で支援をしていく方向に向かっており，ますます連携・協働が必要な分野となっている。

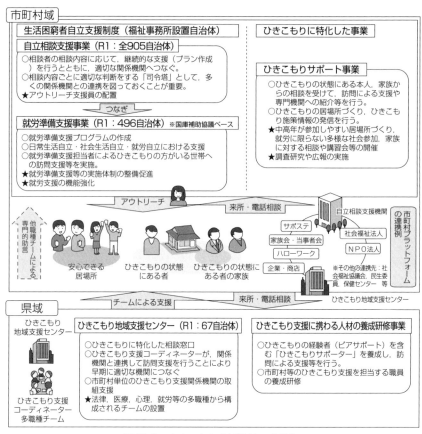

図 10-1　ひきこもり支援施策の全体像
（出所）厚生労働省ホームページ「ひきこもり支援推進事業」

2　ひきこもりの要因とアセスメント

2-1　ひきこもりケースの包括的アセスメント

　どのような現場であっても，支援を開始するにあたってアセスメントは重要であるが，ひきこもりのケースでは，本人が相談の場に登場するまでに時間がかかることが多い。家族以外との接点もなく，また家族でも本人と接触ができ

表10-1　ひきこもりの包括的アセスメント

第1軸　ひきこもりに関連する情緒体験・症状
不安・抑うつ症状・被害的な内容の幻覚／妄想・統合失調症の陰性症状・PTSDなどのトラウマ反応・強迫症状など
第2軸　パーソナリティの発達と特性
パーソナリティ特性（自己愛・シゾイド・回避性・依存性・強迫性）・発達障害／特性（自閉スペクトラム症・知的障害・学習障害（特異的発達障害））・チック症（トゥレット症）など
第3軸　心理的資質（psychological mind）
問題認識の的確さ・内省力・洞察力・抽象的な思考ができるかどうか・支援者と安定した関係が維持できるかどうか・防衛機制の程度など
第4軸　ひきこもりに関連する身体的問題
皮膚疾患や肥満などの身体的問題により社会参加や対人関係を回避する一因となっているもの，ひきこもりによって生じている身体的問題，必要な治療を受けずに放置されてきた身体疾患など
第5軸　ひきこもりに関連する環境要因の評価
ひきこもりの成因や長期化に関連していると思われる家族関係・家族機能・友人関係・その他の環境要因（学校や職場の状況など）・経済／雇用状況など
第6軸　社会的機能水準の評価
対人関係の特徴・集団／社会的場面への適応について（過去と現在の生活状況，社会参加の経験とその水準，交際相手や友人の存在，繰り返されてきた人間関係のパターンなど）・目標にできそうな社会参加のレベルなど

（出所）近藤（2017）をもとに筆者作成

ていないケースもあるため，意識的にアセスメントしないと支援の方針を誤ってしまうことになりかねない。

　「ひきこもりガイドライン」では，ひきこもり支援について，①背景にある精神障害（発達障害，パーソナリティ障害も含む），②家族を含む環境，③思春期の自立過程の挫折の**多次元モデル**を示している。また，近藤（2017）は，新たな評価モデルとして**ひきこもりの包括的アセスメント**（global assessment for social withdrawal：GAW）を提案している（表10-1）。このGAWは，6軸で構成されており，精神医学的診断を確定させなくてもよいので，必ずしも医師の診断を必要としない。また，ひきこもりの背景要因となっている情緒体験や症状を把握し描写することを重視しているため，公認心理師にとって馴染みやすいものになっている。この6軸をしっかりと評価していくためには，個

別面談だけではなく，グループや活動場面等での観察も含む複数の場・複数の
視点で継続的にアセスメントし，できていないことだけではなく，その人の**強
み**（strength）にも注目していくことが重要であるとしている。

2-2　成育歴と社会環境的要因

　成育歴と現在の生活状況の聴取は，本人の**行動のパターン**，**心理社会的発達**
の状況，傷つきの体験等を確認するためにも不可欠であり，時間をかけて行う
必要がある。また，本人ではなく家族だけしか相談に来ることができない場合
も多いので，親からみた本人の印象なのか，実際のそのときの本人の言葉や反
応なのかを区別することが大切である。成育歴および生活状況を確認する際の
ポイントを表 10-2，表 10-3 にまとめた。

　成育歴は，**発達段階**ごとに発達のポイントをおさえながら聴いていく必要が
ある。**共同注意**[1]や**アタッチメント**[2]の様子があったかなかったかという判定では
なく，具体的なエピソードとして振り返ってもらえるよう，質問の仕方を工夫
するとよい。「覚えていない」「とくに何もない」という場合，その当時の家族
の状況，母親の就労の有無やきょうだい児の様子，地域の子育ての環境などを
話題にすることで記憶がよみがえってくることが多い。大事なことは，子育て
の失敗を指摘される不安を親に与えないように，ネガティブな面だけでなくポ
ジティブな面についてもたずねること，どのような環境で育ってきたかをイメ
ージしながら，支持的に聴いていくことである。

---

[1]　共同注意とは，子どもが大人と一緒に同じものを見たときに，視線や指さしなど
で興味や意図を共有しようとすること。たとえば，子どもが散歩中に見つけた犬を
指さしながら，大人を振り返るとき，大人も自然に「ワンワンだね」「ワンちゃん
いるね」と声をかけるだろう。このような経験を通して，子どもは大人も自分と同
じものを見ているということに気づくようになる。このような共同注意は，生後 9
か月頃から出現し，コミュニケーションの発達の重要な指標となる。

[2]　アタッチメントとは特定の他者との情緒的な結びつきのこと。たとえば，子ども
が恐怖や不安を感じたときに，特定の他者（多くは主たる養育者）に抱っこをせが
むことで，ネガティブな感情を調整しようとする。生後 6 か月〜2・3 歳頃に多く
みられ，このような行動を通して安心感や安全感を得られるようになる。

表 10-2　成育歴の聴取内容

妊娠／出産時	母体異常・出産状況・出生体重など
乳幼児期	基本的な運動／言語発達・栄養・離乳の状況・寝つきなど
幼児期	母子関係・集団参加時の様子・好んでいた遊び・人見知り・他児とのかかわり・かんしゃく・こだわり・夜尿・生活習慣など
学齢期	不登校や行き渋りの有無・学習の様子・対人関係の様子・部活動・学外での活動など
その他	両親の不和や離婚・祖父母とのかかわり・きょうだいの状況など

表 10-3　生活状況に関する聴取内容

○生活リズム（入眠・起床時間）
○家族との会話の有無やコミュニケーションの様子
○食事の量や頻度・食事をとる場所・食事は誰が作っているか
○入浴・身支度・居室の掃除の頻度やタイミング
○金銭管理（収入の有無・家族への要求の有無・保険や年金の状態など）
○外出や交友関係（ネット上での交遊含む）の有無・運転免許の有無
○本人の趣味や家族内での役割など

　生活状況については，睡眠・覚醒リズムは精神疾患等の影響，食事は摂食障害等の可能性，入浴・掃除は強迫症状等の可能性をそれぞれ意識しながら聴取していくことになる。初回の面談ですべてを網羅する必要はないが，本人にアプローチする手がかりがどこにあるかわからないので，丁寧に聴いていきたい。必要に応じて「ひきこもり行動チェックリスト」（境・石川・佐藤・坂野，2004）などの**アセスメントツール**を使用することも，客観的なアセスメントに有効であろう。

2-3　精神医学的評価にもとづいた支援方針

　ひきこもり当事者の精神医学的診断とそれにもとづく支援方針について，厚生労働省（2010）の「ひきこもりガイドライン」では以下の3群に分類している。

　①第一群：統合失調症・気分障害・不安障害などの診断を受けており，薬物療法等の**精神医学的介入**が有効と思われるもの。医療機関での治療と支援，精神保健福祉法や障害者自立支援法にもとづいた生活・就労支援が考えられる。

　②第二群：広汎性発達障害や知的障害などの**発達障害**の診断を受けており，個々の発達特性に応じた精神療法的アプローチや発達障害者支援センター等での生活・就労支援が必要となるもの。併存障害に対しては薬物療法も検討する。

　③第三群：パーソナリティ障害（ないしその傾向）や身体表現性障害，同一性の問題などの診断を受けている。また，薬物療法が有効でない気分障害や不安障害などの事例では，**心理社会的支援**が中心となる。

　すべてのひきこもり当事者の背景に精神疾患があるわけではないが，長期化しているケースなどではとくに慎重なアセスメントが必要である。

　ひきこもり当事者や家族の中には，精神科の受診や服薬に否定的な考えをもっていたり，家族が必要を感じても本人が受診を拒否したりするケースも多い。家での様子が不穏である場合には，保健所などで行っている医師による医療相談を勧め，介入を図るなど柔軟な対応が必要であろう。

　また，ひきこもり当事者の中には，ひきこもることで精神的安定が保たれている場合もあり，家族や支援者が強引に外に出そうとすることで二次的な障害が生じることもある。本人に負担がかかる可能性のある支援については充分なアセスメントのうえ，急激な変化にならないような形をとることが重要である。

　一方で，ひきこもり当事者で**自閉スペクトラム症**（ASD）の特性をもつケースなどでは，適切な支援が入ればスムーズに動ける場合もあり，自発性を待つだけではうまくいかない。学齢期はどちらかというと受け身的で大人しいと評価されていたような ASD のタイプは，対人関係のトラブルなども少ないため，こだわりの強さや**社会的相互性**の弱さがみえにくいことが多い。また**感覚過敏**や新奇場面への不安の高さなどは，子どものときには本人が我慢し訴えていなかったものの，大人になってから「あのとき本当はこれがつらかった」と語られることもある。そのときの環境への適応状態により感覚過敏やこだわり，あるいは被害的な訴え等は大きく変わることもありうるので，アセスメントは長期的な視点で行う必要があろう。

2-4　かかわりながらの評価

ひきこもりの相談では，最初から自分が「何に困っているか」や「どうなりたいか」を語れる人は少なく，曖昧な状態のまま「外に出ることの練習」「人と話すことの練習」として面談を続けていくこともある。

ひきこもり当事者は「**変化への不安**」をもっていることが多く，変わりたくても変われない，頭ではわかっていても動けないという葛藤状態になりやすい。また，30歳を超えると「いまさら頑張っても取り戻せない」という感覚に陥ることもある。このため，相談が定着するまでに時間がかかり，中断となってしまうケースや，相談は継続してもあまり変化がみられないまま年月が経ってしまうケースが多いように思われる。

公認心理師は，ひきこもりの当事者が抱えている，ひきこもっている自分自身への否定的な感情，社会への不安や恐怖，同世代への嫉妬や羨望，親への恨みや申し訳なさ，一花咲かせて見返したい等の複雑な気持ちに敏感になっておく必要があるだろう。

何のために生きるのか，どのように生きていくのかという答えのない問いに向き合いながらも，現実の社会生活とどのように折り合いをつけていくかが，変化のポイントになっていくと思われる。

3　ひきこもりの支援と多職種連携

3-1　家族支援から当事者支援へ

ひきこもり相談のはじまりは，家族からの相談依頼の場合がほとんどである。家族は，本人のひきこもりに対して困り感や将来への不安，あるいは怒りを感じていることが多く，対応にも苦慮している。また，親も子育てに自信を失い，誰にも相談できずに孤立しているケースも多い。まずは親や家族の不安を受け止めることが，本人の支援につなげるためにも重要となる。

「『引きこもり』の実態に関する調査報告書」（境・平川・原田・NPO法人全国引きこもりKHJ親の会，2012）によると，当事者の年齢平均が31.47歳のとき，

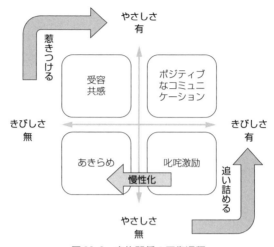

図 10-2　家族関係の回復過程
（出所）境・野中（2013）

両親の年齢平均は母親60.09歳，父親64.29歳であり，50代から70代後半にかけての山なりの曲線となっている。すなわち，多くの親は，仕事を退職し次の**ライフサイクル**に入っていく年代であり，親自身が健康状態や経済的な変化を迎え不安を感じていることも多い。そのような中で，ひきこもっている子どもとの関係をどうとらえなおしていくか，家族だけで行き詰まることがないように，支援者がサポートしていくことが必要である。

　加えて，家族会や親の会などのグループに参加し，親としての気持ちを共有したり，お互いに励まし合ったりする場をもつことで，ゆとりをもって子どもとかかわれるようになる親も多い。

　ひきこもり当事者とその家族の間では，コミュニケーションが悪循環に陥っている場合が多いため，アルコール依存症者の受療を家族を介して促すプログラムである **CRAFT**（community reinforcement and family training：コミュニティ強化と家族トレーニング）なども有効である（第9章参照）。CRAFT では**認知行動療法**の技法を応用し，家族の当事者とのかかわり方を具体的に学んでいくことができる。

　境・野中（2013）によると，慢性化したひきこもりでは家族の叱咤激励がうまくいかず，「あきらめ」の状態に陥っている場合が多くみられる。家族関係の回復のためには，叱咤激励だけではなく受容・共感のかかわりから信頼関係を回復し，ポジティブなコミュニケーションを目指していくことになる（図10-2）。

　本人が今より「悪くなる」ことを恐れ身動きがとれなくなっている家族にとっても，自分たちの言動を客観的に振り返る機会をもつことは非常に有効であり，トレーニングにより柔軟な発想ができるようになることが多い。

3-2　アウトリーチ型支援・グループワーク

　ひきこもり支援では「来るのを待つ」という姿勢では限界があり，**アウトリーチ（訪問支援）**や**グループワーク**も重要な役割を示している。とくにひきこもりが長期化し，精神疾患や発達障害（神経発達症）が疑われる場合や，本人の強迫行為に家族が巻き込まれて身動きができなくなってしまっている場合，激しい家庭内暴力が生じている場合などは，間接的な支援だけでは不十分である。

　とはいえ，ひきこもりの当事者にとって，他人が家に来ることは非常に侵襲的であり，事前の準備が必要不可欠である。緊急性の高い場合を除いて，訪問支援を行う場合，ひきこもり当事者と訪問を依頼する家族（親）の関係性が比較的良好であることを前提としたほうがよいだろう。

　公認心理師が訪問支援をする場合，訪問の前に手紙やメールなどで支援者の存在を示し，時間をかけて関係をつくっていくことが多いが，返事が来ることはまれであり，家族相談の中で手紙を見たときの反応等を確認しながら訪問につなげていく。初回は短時間で挨拶だけにする，本人が嫌がったら無理に会わない，扉の前から声だけかけるなど，一人ひとりの状態に合わせた計画を立て，家族と共有しておくことが大事である。

　訪問支援では，相手がどう思っているかわからない状況で押しかけていくことになるため，拒否される可能性が高い。また，本人と出会えたとしても本人から相談事を話してくれることはまずないので，本人の興味関心に合わせた話

題づくりや支援者の人となりが伝わるような話の工夫が必要になる。専門家よりも，仲間としての当事者性をもった**ピア**（ひきこもり経験者やその家族など）の立場の方がうまくいくこともあり，誰がどのような形で訪問するかも重要なポイントである。

　訪問しても本人と出会えないことが長く続くと，家族は失望し，支援者も徒労感を覚えることがある。このような場合は，アセスメントを見直し，どのようなアプローチがよいのかを再検討する必要がある。また，支援の方針を決定していくうえで，支援者が一人で抱え込むのではなく，関係機関で連携しながらそれぞれの得意分野で役割を決めていくことが望ましい。

　また訪問支援の場合，本人が「自分が会うのは嫌だが，親が会うのは好きにしたらいい」というケースなどもある。親が外部の支援者とかかわっていることで，家の風通しをよくすることにつながったり，訪問を続ける中で本人が支援者に興味をもったりすることもある。また，本人にアプローチしようとしたところ「自分のことはいいので親をなんとかしてほしい」という要望から訪問を継続したケースなどもある。アウトリーチ型の支援は何がきっかけになるかわからないので，慎重さは欠かせないが，「やってみる」ということも大事である。

　ひきこもり当事者の中には，個別のカウンセリングは希望しないが，グループ活動やイベントなどには興味を示す人もいる。自分のことを話すのが苦手であったり，「カウンセリングは病気の人が受けるもの」だから自分には必要がないという人もいる。このような場合，無理に継続した相談を設定するよりも，グループなどに参加し，その振り返りとしてときどき面談するくらいの方がよいケースもあろう。

　また社会的孤立状態が長く続いている場合，二次障害的に**主体性**が乏しくなっていることもある。言語的なやりとりだけでは回復につながりにくく，同じ仲間の中で徐々に自分自身を受け入れられるようになることもある。一つのやり方にこだわらずに，その人にとって必要な支援を模索することが重要である。

　グループのあり方も各支援機関によって様々だと思われるが，主に①居場所

としての緩い枠組みのグループ，②プログラム（ソーシャルスキルトレーニング[3]やアサーショントレーニング[4]，運動など）中心のグループ，③就労を意識した作業やバイト体験などのグループなどに分けられることが多い。場合によっては，女性だけの会や10代だけの会などを作って，少しでも参加しやすいような設定の工夫が必要である。

架空事例——ひきこもり地域支援センターでのかかわり

22歳男性のAは，小・中学校では怖い先生が苦手で大人しいタイプではあったが，気の合う友人とは交遊がありとくに問題なく適応していた。成績が悪かったため父親が勉強を教えていたが，その際一時的にチック症の症状が出たことがあった。

高校卒業後，母親の勧めもあり地元の工場に就職したが，半年過ぎた頃から徐々に手洗いや入浴に時間がかかるようになり，一度欠勤して以降，翌日から「行けない」と休みが続き退職した。その後は，自室でゲームなどをして過ごすことが多くなった。昼夜逆転はなく，入浴・食事も規則正しく行っており，家族との接触を拒むこともないが，外出することはほとんどない状態が一年続いた。

母親から，ひきこもり地域支援センター（以下センター）に相談があり，公認心理師が月1回の相談を継続した。Aに対しては母親の担当者とは別に，男性の公認心理師が母親経由で手紙を渡し，好きなゲームの話題などを介して関係づくりを進めた。

母親との相談を続ける中で，Aが子どもの頃から受け身的で意思表示を明確

→ 3　ソーシャルスキルトレーニングは生活技能訓練と訳される。もともと認知行動療法にもとづいた精神障害者の生活技能の改善，社会復帰を促進することを目的として病院等で実施されていた。現在は，より幅広い人々に対して様々な場面で対人関係を良好に維持し，ストレスや問題解決に対処できるスキルを獲得するために行われる。

→ 4　アサーショントレーニングとは，人間関係促進のための行動療法のプログラムとして，1950年代にアメリカで誕生した。アサーティブなコミュニケーションでは，自己主張（自己表現）するうえで，自分も相手も尊重するやりとりを重要視している。現在では，企業研修や学校現場などでも活用されている。

にしない子だったため，母親が主導することが多かったこと，学習ができない
ことが気になってはいたが，就職したらなんとかなるだろうと思っていたこと
などが語られた。母親への聞き取りから，Aには**境界知能**（知能検査では
IQ70～84にあたる）あるいはASD特性があるのではないかと考えられ，積極
的なアプローチを試みた。

　半年後，Aに対し訪問に行ってもよいか誘いかけ，了解が得られたため家庭
訪問を実施した。「10分程度の顔合わせ」という設定で，ゲームの話に加えセ
ンターの紹介などを行った。その後，月1回・1回30分～1時間のペースで訪
問を実施し，本人の自室で一緒にゲームをする中で「人が怖くて外に出られな
い」「これからどうしたらいいかわからない」などの気持ちが語られた。

　初回訪問から1年後には，母親と一緒にセンターに相談に来ることができる
ようになり，その後は月2回の継続相談を実施した。

　仕事に関しては「ミスをして怒られた」ことや「作業内容が変わり，覚えた
頃にまた新しい作業になる」ことに加え，「わからないことを誰にもきけなか
った」ことなどが語られた。相談を継続する中で「30歳までに働きたい」との
希望が出てきたことから，「自分に合った仕事を探す」ことを目的に，心理検
査を実施した。WAIS-Ⅳの結果からは，全検査IQ83でとくにワーキングメモ
リーと処理速度の弱さがみられた。結果を説明する中で，Aにとっては「急か
されない仕事」「同じ作業をする仕事」「マニュアルがあり，やり方を丁寧に教
えてもらえる職場」などが好ましいと共有した。

　また父親に勉強を教えてもらっていたときに叱責されたことや，「ため息を
つかれた」ことなどが思い出され，人を「怒らせてはいけない」という不安が
つねにあることが語られた。

　これらの結果をふまえ，Aが安心して働けるように自立支援と就労支援を行
っている支援施設の利用を勧め，まずはAがある程度の人数の中に入って作業
や遊びを体験できるように目標を設定した。また，支援施設のスタッフと定期
的に振り返りの機会をもつこととした。母親もAの特性に理解を示し，自立の
ために，食事づくりや洗濯などAにできることはAに任せるようになった。

　Aは体験を重ねる中で安心して働ける感覚を得られ，就労支援施設のスタッフやそこに通う仲間とも友好な関係をもつことができた。その後，A自身がサポートのある就労を望んだため障害者手帳を取得し，就職につながった段階でセンターでのAの相談は終結となった。

3-3　社会資源の活用と多職種連携

　ひきこもり支援は，地域の中で当事者がどのように生きていくかをサポートすることである。そのため一つの支援機関だけで抱えることは難しく，アウトリーチや，心理相談・医療相談・グループ活動・就労支援・生活困窮・障害者支援などそれぞれの得意分野を生かす形で連携していくことが重要である。

　また，何をゴールとするかは当事者によって変わってくるため，当事者がどうしたいのかを自分で**意思決定**できるようにサポートしていくことが大切である。

　その中で，公認心理師としては心理アセスメントや心理相談だけでなく，ケースマネジメントができるように日頃からネットワークづくりを行い，**社会資源**を掘り起こしていくことが必要であろう。

❖**考えてみよう**
　社会や友人，家族との関係が絶たれるとどのような状態になるか自分なりに想像してみよう。ひきこもり当事者やその家族が感じる不安や葛藤には，どんなものがあるだろう。複数の立場からそれぞれの気持ちを考えてみることに意味がある。また，どのような社会になれば当事者は生きやすくなるだろう。

もっと深く，広く学びたい人への文献紹介
　一般社団法人日本臨床心理士会（監修）江口　昌克（編）（2017）．ひきこもりの
　　心理支援——心理職のための支援・介入ガイドライン——　金剛出版
　　　☞ひきこもりの支援の実際について，複数の立場から具体的に書かれており，
　　　心理職として幅広い支援のあり方を学ぶことができる。
　齊藤　万比古（編著）（2012）．ひきこもりに出会ったら——こころの医療と支援
　　　——　中外医学社

☞「ひきこもりガイドライン」の概要を押さえ，主に精神科的治療が必要な
ケースについて，多くの事例を挙げて治療や支援のヒントを提示している。

引用文献

近藤　直司（2017）．青年のひきこもり・その後——包括的アセスメントと支援の
方法論——　岩崎学術出版社

厚生労働省（2010）．ひきこもりの評価・支援に関するガイドライン

厚生労働省ホームページ　ひきこもり支援推進事業　https://www.mhlw.go.jp/
stf/seisakunitsuite/bunya/hukushi_kaigo/seikatsuhogo/hikikomori/index.html
（2021年12月25日閲覧）

文部科学省（編）（2001）．思春期の子どもと向き合うために　ぎょうせい

内閣府（2016）．若者の生活に関する調査報告書

内閣府（2019）．生活状況に関する調査報告書

境　泉洋・石川　信一・佐藤　寛・坂野　雄二（2004）．ひきこもり行動チェックリ
スト（HBCL）の開発および信頼性と妥当性の検討　カウンセリング研究，
37(3)，210-220.

境　泉洋・平川　沙織・原田　素美礼・NPO 法人全国引きこもり KHJ 親の会（家
族連合会）（2012）．「引きこもり」の実態に関する調査報告書⑨——NPO 法
人全国引きこもり KHJ 親の会における実態——　ひきこもりと生活機能
特定非営利法人 KHJ 全国ひきこもり家族会連合会

境　泉洋・野中　俊介（2013）．CRAFT　ひきこもりの家族支援ワークブック
——若者がやる気になるために家族ができること——　金剛出版

第11章 認知症と高齢者支援
——高齢者にかかわる際の基本的知識

椿 野 洋 美

　世界保健機関（WHO）および厚生労働省によると，高齢者の定義は65歳以上の人とされており，我が国の後期高齢者医療制度では，65歳以上75歳未満を前期高齢者，75歳以上を後期高齢者としている。私たちの寿命には限界があり，高齢者とされる年代に入るこの頃には，誰もが様々な自分自身の変化や，人生が終わりを迎えつつあるという事実に直面してゆく時期でもある。このような，人の一生において最も意味をもつ局面にある人たちにかかわることは，公認心理師としてだけではなく，自分自身の価値観や存在の意義を問われる。本章では，そのための基本的な知識や心構えのヒントを紹介したい。

1　高齢者とは

1-1　身体的特徴

　高齢者にかかわる際にまず気をつけなければならないのは，身体機能の変化である。私たちは，母親の胎内で受精が成立したその瞬間から片時も止まることはなく変わりつづけ，高齢期に至ると髪が白くなる，背中が曲がるなどの外的な変化と，手元が見えにくくなる，耳が遠くなる，もの忘れが出てくるなどの機能的な変化が生じてくる。このように感覚機能・運動機能・生理機能・認知機能など，あらゆる身体的な機能低下が生じてくるのが高齢期の特徴であり，外部の情報を得る感覚機能では視覚・聴覚・嗅覚・味覚・触覚の衰え，いわゆる五感の低下がある。

　視覚は調節力の低下による老視（老眼）や，加齢黄斑変性症・白内障・緑内障などによって**視覚（視力・視野・コントラスト感度・色覚）障害**が生じるため，見えにくさから外出意欲の低下や事故の増加，読字の困難による情報の取り込みづらさが起こりやすくなる。

　高齢期の**聴覚障害**については，「耳が遠くなる」などの言い方で表現されるが，高齢期には高音域の周波数が聞こえにくくなり，小さな音を聞き取る力は低下する一方で，大きな音に敏感になり不快感を感じるようになる。二つ以上の音を聞き分ける能力の低下なども生じるため，聞き間違いが生じやすくなってしまう。そのため，高齢者と話すときはなるべく静かな環境で，普段よりも少し大きめの声ではっきりと発音し，ややゆっくりしたペースで，相手が話を理解できているか注意しながら話すとよい。また，話し手の口元や表情など言葉以外の情報も重要なので，マスクをした状態のときは，相手が理解できているかより注意する必要がある（明治安田生命グループ，2021）。とくに認知機能の検査場面では，上記のような理由によって教示が理解できていなければ，本人の状態を正しく反映していない結果になってしまうおそれがあるので気をつけたい。

　この他にも，嗅覚や味覚の低下はガス漏れや食品の腐敗に気づけず，命の危険にかかわることもある。触覚や平衡感覚，痛覚などの低下も生じる。

　運動機能は筋力や骨量の減少によって全体的に低下し，姿勢や歩行の変化が生じる。若いときには気にもならなかったわずかな段差につまずいてこけやすくなり，姿勢保持力の低下や背中が丸くなるいわゆる円背が生じ，階段の上り下りの際には膝に痛みを感じるようになる。とくに女性は骨粗鬆症が発生しやすく，座る・立つなど日常の動作だけでも骨折することがある。

　生理機能としては，呼吸機能や循環機能の低下，消化・吸収機能の低下による誤嚥や便秘，腎機能の低下や膀胱の容量縮小，排尿筋の衰えによる頻尿や尿失禁などが生じやすくなり，他にも神経機能・免疫機能・造血機能などの機能低下によって様々な病気や障害が多発しやすくなる（佐々木・鳥羽，2018）。

　高齢者とかかわるときには，上に挙げたこれらの特徴をまずは意識しておく

べきだろう。

1-2　心理的特徴

「からだの条件に制約があって，行動半径のせまい暮らしをしている。そう
すると，日常のなかで出あう小さなことのあれこれが，あざやかに立ち上がっ
てくる。子供のころ，若いころの記憶の切れはしが戻ってきて，今にかさなる。
年をとるとは，こういうことだったのか」(横山，1989)。

　このように，高齢期とは過去を現在と重ね，つなげつつ振り返ることで，そ
の時々のことに新たな意味や視点を発見しながら，人生という物語を完成させ
てゆく重要な時期でもある。

　身体機能の変化によって，これまで気にもせず行っていたことがいつの間に
かできなくなっているという衝撃に日々さらされるようになり，人としての尊
厳や自信が少しずつ削られる体験が増え，パートナーや友人など，ともに人生
を歩んできた人々が自分の身の回りから消えてゆく。その一方で，成長した子
どもや孫の存在を目にしたり，後輩や会社の成長，自身の仕事の集大成を行う
など，一朝一夕には味わえない経験をすることができる。このように高齢期は
「喪失の時期」であると同時に「収穫の時期」でもある。

　ライフサイクル論を提唱したエリクソン（Erikson, E. H.）は，老年期のテー
マを「**統合**」対「**絶望**」とした（第1章参照）。これまでの人生のすべてを自分
の人生として受け入れ「統合」するのか，人生をやり直したいが時間がないと
「絶望」するのか，という課題に取り組む際の危機（葛藤）の中から「**英知**」
が現れる，というものである（エリクソン，1989）。エリクソン以外にも，ユン
グ（Jung, C. G.）やレビンソン（Levinson, D. J.）によるライフサイクル論，ハヴ
ィガースト（Havighurst, R. J.）による発達課題やバルテス（Baltes, P. B.）によ
る生涯発達心理学などでも高齢期のテーマについて扱っているが，喪失と再生
によって成熟や本来の自己を実現できるか否か，というテーマは共通している。

1-3　社会的特徴

　65歳というのは，世間一般のイメージとしては「定年」を迎える時期である。会社の中での役割を解かれ，組織の中心を担うポジションから離れざるをえなくなる。自営業であれば会社員のような年齢の区切りはないとしても，やはりどこかの時点で「代替わり」や「廃業」「引退」を考えるときがくる。子どもたちは成人して独立し，新しい家庭を営み始めることで，家族の活気は子どもたちの家庭へと移り，親は社会の中心から周縁へと立ち位置や役割が変化する中で，徐々に社会活動から身を引いてゆく，という流れがこれまでの高齢者に対する社会的なイメージだったのではないだろうか。

　しかし，現在は生活環境や食生活の改善，医療技術の進歩等によって**超高齢社会**といわれるようになった。65歳以降はこれまでのように社会から引退して終わりではなく，以前ほどの量や内容ではなくとも仕事を続ける，地域活動へ参加する，自身の趣味や学びを広げるなど，高齢期を過ごす際の選択肢が増え，新たな社会的役割を担う姿がみられるようになってきた。また，夫の定年退職を機に夫婦関係の見直しを行い，離婚もしくは別居してそれぞれ第二の人生を歩むケースも増えてきている。しかし，このような変化についていけず，**経済的な困窮**状態や**社会的な孤立**状態に陥り，万引きなどの犯罪や近隣とのトラブルが生じたり，時間つぶしの飲酒やギャンブルがいつの間にか依存症に進行してしまうケースが増えてきたことから，超高齢社会での過ごし方は今後の社会における課題として認識されつつある。

　以上のことから，高齢期には身体的な機能が低下してゆく中で，新たな社会的役割を模索しつつ自身の人生を振り返り，残された時間の中でどのように人生の幕を下ろしてゆくのかという心理的な作業を行うことが求められる。その際に公認心理師がかかわる場面が今後増えてくるだろう。

　また公認心理師は，身体機能の低下や社会的役割の変化によって高齢者が医療や福祉につながった際にかかわることが多いのだが，その中でも現在最もその機会が多いのはおそらく認知症が関係する現場である。よって，次に認知症についての初歩的な解説を行う。

2　認知症とは

2-1　高齢者の認知機能

　認知機能とは注意機能・遂行（実行）機能・視空間認知機能・判断・記憶・学習・言語など，情報収集および処理能力を指し，運動・感覚・自律神経系以外の脳機能とされている。高齢期には身体的機能の低下と同様に，脳機能の低下が生じるが，よく知られているのは「もの忘れ」や「『あれ』『これ』などの言い方が増える」「新しい家電の使い方がわかりにくくなる」などというところだろうか。しかし，そのような反応がみられたとしても，それがすぐ認知症に結びつくわけではなく，そこには様々な要因が考えられる。体調がすぐれないときは頭がいつものように働きにくくなり，うっかりミスが起こりやすくなるのはどの世代でも同じだろう。ただし，高齢者は体調不良を起こす頻度が若いときよりも高いため，認知機能をみるときにはこの点により注意しておかなければならない。

2-2　認知症の種類と症状

①**正常老化**

　正常老化は，神経変性疾患や脳血管障害など病気や障害によるものではなく，加齢による脳の萎縮などから生じる認知機能の低下であり，下記のような障害や疾患による症状とは異なる。

②**軽度認知障害**（mild cognitive impairment：**MCI**）

　MCIとは，認知機能の低下を自他ともに認めており，正常な状態とはいえないが，基本的な日常生活に支障がなく認知症の判断基準を満たさないという，正常な状態と認知症の間の状態を指す。MCIと診断された場合，その後約半数は認知症に進行してゆくが，残りの半数は進行しないか正常な状態に戻る（福井・江口，2019）。

③認知症

　認知症とは「一度発達した認知機能が何らかの脳の疾患によって持続的に低下し，社会生活や日常生活に支障をきたすようになった状態」である。診断基準は幾つかあるが，現在の日本で代表的なものを挙げるとすれば，世界保健機関による『国際疾病分類第10版（ICD-10）』（1993年），米国国立老化研究所とアルツハイマー病協会による『National Institute on Aging-Alzheimer's Association workgroups（NIA-AA）』（2011年），米国精神医学会による『精神疾患の診断・統計マニュアル第5版（DSM-5）』（2013年）の3点である。DSM-5では「認知症」から「**神経認知障害**」に名称変更され，「1つ以上の認知領域（複雑性注意，実行機能，学習および記憶，言語，知覚─運動，社会的認知）において，以前の行為水準から有意な認知の低下があるという証拠」にもとづくとされた（American Psychiatric Association, 2013）。

　また，認知症になった場合は，認知機能の障害によって生じる無為／無関心・異常行動・妄想・幻覚・興奮・うつ・不安・脱抑制・易刺激性など「**認知症に伴う行動および心理症状**（behavioral and psychological symptoms of dementia：BPSD）」への対応も重要になってくる。BPSDは発熱や脱水・かゆみ・便秘など身体の状態や，家族との関係，騒音や気温といった環境の影響を受けやすい点も考慮に入れる必要がある（福井・江口，2019；扇澤・今村・岡本，2018）。

　表11-1に挙げたものは認知症の代表的な原因疾患から生じる四大認知症といわれるものである。その中でも最も多いのは**アルツハイマー型認知症**（alzheimer's disease：AD）である。**レビー小体型認知症**（dementia with Lewy bodies：DLB）はADと一部の症状は似ているが，変動する認知機能障害・パーキンソン症状・幻視等と症状がより多様である。前頭側頭葉変性症（frontotemporal lobar degeneration：FTLD）は行動障害型前頭側頭型認知症（behavioral variant frontotemporal dementia：bvFTD）と，言語障害型の意味性認知症（semantic dementia：SD）と進行性非流暢性失語（progressive non-fluent apha-

表11-1　認知症の種類とその障害および症状等

病名	認知機能障害	BPSD	身体症状	特徴
アルツハイマー型認知症（AD）	見当識障害・記憶障害・注意障害・視空間認知障害・遂行機能障害・失語・失認・失行	抑うつ・不安・（もの盗られ・嫉妬）妄想・多動・徘徊・攻撃的行動・不穏・焦燥・妄想・幻覚	（後期：尿失禁・嚥下障害・無動／無言）	記憶障害・視空間認知障害が目立ち，徐々に進行する。
レビー小体型認知症（DLB）	注意障害・視空間認知障害・遂行機能障害・記憶障害・見当識障害	幻覚（幻視・錯視・誤認）・不安／抑うつ・幻覚にもとづく妄想（嫉妬妄想など）	覚醒レベルの変動・パーキンソン症状・レム期睡眠行動異常症（睡眠中の激しい体の動きや寝言）・自律神経障害（便秘・排尿障害・むくみなど）	幻視・パーキンソン症状・自律神経障害・睡眠障害・症状の変動（日内から月単位）が出現しやすい
前頭側頭葉変性症（FTLD）*1	bvFTD：注意障害・保続／遂行機能障害・作業記憶障害・判断力低下・概念化／抽象的思考障害 SD：喚語困難，意味記憶障害（語義失語） PNFA：発話障害・文法障害	bvFTD：脱抑制行動・常同行動・意欲／自発性の低下・無関心・被影響性・共感や感情移入の欠如・病識の欠如 SD：不安／抑うつ	（後期：歩行障害・尿失禁・嚥下障害・無動／無言）	失語や行動異常が目立つが記憶機能や視空間認知機能は比較的保たれる。64歳以下の発症例が多い。食嗜好が変化し，甘いものや味の濃いものを好むようになる。
血管性認知症（VaD）*2	遂行機能障害・注意障害・記憶障害（主に想起障害）	意欲低下・抑うつ・感情失禁・無関心／無感情・幻覚・妄想・睡眠障害	しびれ・片麻痺・構音障害・歩行困難など	遂行機能障害・身体症状が生じやすく，個人内で認知機能のばらつきが目立つ。階段状の進行（皮質型）と緩徐進行（皮質下型）がある。

（注）＊1　進行に従い，各病型は区別がつきにくくなってゆく。
　　　＊2　脳血管障害の生じ方や部位によって障害や症状が異なる。
（出所）池田（2010），扇澤・今村・岡本（2018），福井・江口（2019）をもとに筆者作成

sia：PNFA）の３つに分けられ，それらをまとめて**前頭側頭型認知症**（frontotemporal dementia：FTD）と呼ぶ。以上は神経変性疾患によるものだが，**血管性認知症**（vascular dementia：VaD）は脳の血管障害に起因するものであり，障害が生じた部位や内容によって症状が異なる。これら四大認知症は現在のところ根本的な治療は難しいとされている（池田，2010；日本神経学会，2017）。

表11-2　認知機能のスクリーニング検査

分類	検査名	略称	時間	区分	備考
質問法	改訂長谷川式簡易知能評価スケール	HDS-R	10-15分	容易	言語性課題のみ
	Mini-Mental State Examination	MMSE	10-15分	容易	言語＋動作性課題
	日本語版 Montreal Cognitive Assessment	MoCA-J	10分	容易	MCI 選別
	Alzheimer 病評価尺度	ADAS(-Jcog)	40分	極めて複雑	経時的評価
	時計描画検査	CDT	短時間	―	数種類あり
	前頭葉評価バッテリー	FAB	10分	容易	
観察法	N式老年者用精神状態尺度	NM スケール	―	―	
	N式老年者用日常生活動作能力評価尺度	N-ADL	―	―	
	Neuropsychiatric Inventory	NPI	15-20分	容易	BPSD
	Clinical Dementia Rating	CDR	―	―	重症度

(注) 区分は厚生労働省「令和２年度診療報酬改定について」にもとづいたもの。
(出所) 日本神経学会（監修）「認知症疾患診療ガイドライン」作成委員会（編）(2017)，福井・江口 (2019) をもとに筆者作成

　認知症以外の認知機能低下要因として，せん妄，老年期うつ病，正常圧水頭症，転倒などによる硬膜下血腫，アルコール依存症によるウェルニッケ・コルサコフ症候群や，胃切除による栄養の偏りから生じるビタミン B1/B12欠乏症，甲状腺機能低下症，多剤服用による副作用などがあるが，これらの中には治療可能なものもあるため，認知機能の低下＝認知症とすぐに結びつけないようにしたい。また，初老期から老年期にかけて多発する老年期うつ病では，身体の不調や過剰にもの忘れを訴えることがあるので，そのような場合も注意する必要がある。

　また65歳未満で発症した場合は「若年性認知症」とされる。認知症は高齢者だけの疾患ではないことも覚えておいたほうがよいだろう。

2-3　アセスメント

　認知症の**アセスメント**には，本人との面接や家族などからの情報収集，血液検査や身体の運動機能の確認，CT や MRI による画像検査，認知機能の状態を調べる神経心理学的検査と生活機能の評価が用いられるが，このうち，公認心理師がかかわるのは認知機能の検査である。神経心理学的検査でまず認知症の可能性をみるための**スクリーニング**を行い，必要があればさらに詳しく認知機能の状態を調べるための検査を行う。

　スクリーニングに使われている代表的な認知機能検査を表11-2に挙げる。代表的なものは**改訂長谷川式簡易知能評価スケール**（HDS-R）か Mini-Mental State Examination（MMSE）であるが，ここに時計描画検査（clock drawing test：CDT）を加えることで，HDS-R や MMSE ではみられないごく初期の病変に気づくこともあり，FTD が疑われる場合は前頭葉評価バッテリー（FAB）を加えるなど，受診理由や検査中の様子によって，臨機応変に検査バッテリーを組むことが重要だろう。

　他に視空間認知や構成能力の状態をみるために，指で作ったキツネなどの形を模倣させる手指肢位模倣や，両手でキツネを作り片手をひねってそれぞれの伸ばした指先をつけるように指示する（模倣させる場合もある）手指構成の"逆キツネ"なども，負担の少ない検査であるので施行しやすい（若松，2012）。また検査の間に，家族や介護者には観察評価尺度の NM スケール，N-ADL，NPI 等を渡しておき，普段とは異なる状況で行われた検査結果だけでなく，周囲の視点から見た実際の日常生活の様子を把握することも必要である。

　これらの検査結果を検討した結果，被験者の認知機能の状態はどのようなものなのかを見立てる。そこでもし何らかの異常がみられた場合は，受診理由と検査結果の関連を見出すとともに，その状態への対応方法などを本人や周囲に提案できるとよいだろう。

2-4　検査場面での対応

　医療現場での高齢者の認知機能検査は，外来（もの忘れ外来，老人外来などの名称が多い）あるいは入院中の患者に行う。待合室や廊下，病室で挨拶と説明などを行いながら「会話はどの程度可能か？」「耳の聞こえは？」「歩き方は？」「初対面での対人関係のとり方は？」など，そのときに得られるすべての情報から患者の状態を見立ててゆく。

　1-1に挙げた身体的機能の低下は，ある日突然起こることもあれば，徐々に進んでいる場合もある。たとえば周囲や患者本人も難聴に気づかず，周囲とうまくコミュニケーションができないために「認知症になった」と早合点する場

合や，身体機能の低下によるせん妄やうつ病などの場合もあるため，検査や面談などの際には認知機能以外の側面にも注意を払う必要がある。

　また，本人との疎通が難しそうな場合，つい家族に話しかけてしまうかもしれないが，本人は受診に至るまでにそのような扱いを繰り返されていることが多く，結果として主体としての役割を放棄していることもあるため，まずは本人と視線を合わせながら声をかけるなど，「**一人の個人**」としてかかわることが大切である。外来であれば，簡単な当日の流れを説明しておくと，本人も家族も安心できるだろう。入院中であれば，検査の目的を本人がわかるように説明し了解をもらう。ただし，外来では家族が説明せず連れてきていたり，本人が病院にいることを理解していなかったり，説明していても忘れている場合があるので，あらためて検査を受けることに関して納得してもらえるように心がける。どうしても同意が得られないときは無理をせず，その日は検査を行わない場合もあるが，外来の場合は本人も家族も病院に来ること自体が大変であることも少なくないため，患者の様子をみながらではあるが，粘り強くかかわることもある。

　ただし，認知機能の低下が進み，実際に疎通が困難になっている場合に検査を施行するかどうかの判断は難しい。筆者の場合は声をかけて拒否がなければ施行してみるが，本人が机に突っ伏すなどして反応しなくなったり，その場を離れようとするなどの反応がみられたときには中止とすることが多い。

　このような検査への同意なども含んだ，治療に対する「**医療同意**」については，これまで認知症の場合は家族や親族など代諾者に委ねられることが多かったが，最近では本人の意思をできるだけ尊重しようとするシステムの開発も行われている（成本，2016）。

2-5　架空事例

　もの忘れ・不安・妄想による家族や周囲との関係悪化という問題を抱えている，86歳女性の架空事例を通して，公認心理師がどのように動くのかをみていく。

生活史および受診への経過

　女性はA県の自宅で夫が亡くなった後も独居を続けていたが，高齢での一人暮らしが心配ということで，B県に住む長男夫婦が同居を申し出たところ本人も同意した。3か月前に長男宅に引っ越してきたが，しばらくすると「なぜ自分はこんなところにいるのか？」「長男に無理やり連れてこられた」と言い出し，もの盗られ妄想による長男の妻への暴言や暴力，近所への迷惑行為などが出現したため，長男夫婦が地域包括支援センターに相談したところ，当院を紹介された。長男の妻が今回のことで体調を崩したため，長男夫婦は女性の入院を希望している。

受診および検査時の様子

　待合室での本人は，俯いて両手を膝の上で硬く握っている。ボタンの掛け違いや髪の乱れ，体臭が少しある。声をかけると拒否的な様子だったが話すことについてはしぶしぶ了解した。検査室入室時に困っていることはないか尋ねたところ，上記の内容を話し出したため共感を示しながら話を聞いていると，A県での楽しかった生活と知り合いのいない土地でのさみしさを話しながら，自身も“何か変”な感じがしているとのことだったので，加齢による心身の変化やもの忘れの早期発見の大切さを話すと，本人ももの忘れは気になっているとの話になり検査に同意した。検査中に「なぜこんな質問をするの？」と尋ねてくることが二度ほどあったが，その都度必要性を説明しながら検査を進め，入室から40分ほどで終了した。待合室へと案内した際には，「何をするか心配だったけど楽しかったわ，ありがとう」と笑顔で礼を述べる様子もみられた。公認心理師は，次に対応する外来看護師に検査時の様子や気づいた点などを伝えた。

結果による見立て

　認知機能が低下している可能性とともに，検査中の雑談の内容や，ヘルパー，デイケア利用の提言を織り込んだ報告書を作成して医師に報告した。

診断および経過

　心理検査の結果やMRIの画像，家族からの聞き取りや診察時の様子などか

ら，医師は AD の可能性を考えた。本人の治療や家族の休息が必要との判断から翌日の入院となったため，入院前に病棟看護師に検査結果とその際の様子を伝えた。その後，他の用事で病棟を訪れた際に本人と少し話をした後は，病棟看護師にも本人の様子を聞きつつ検査者としての見立てを伝えた。退院時の検査結果に変化はなかったが，初診時に比べ終始穏やかな対応だった。

　退院後の本人の環境調整の一環として，デイケアの利用が開始されることとなったため，デイケアスタッフに入院前後の心理検査の結果や，検査時の様子および心理師からみた入院後の変化を伝えた。半年後の検査の際，デイケアスタッフから，本人は楽しそうに利用していることとともに長男夫婦も嬉しく思っているとの手紙を受け取ったことの報告があった。

　その後，病棟看護師やデイケアスタッフから，看護師間やスタッフ内での本人の状態の見立てと検査結果が一致したことで，本人の症状を適切に把握できたことや，状態の変化を家族に説明する際に，検査結果という「形」になっているものがあったことによって，本人の状態の変化を説明しやすかったとのフィードバックがあった。

　この中で公認心理師としてかかわるのは，心理検査と本人の会話や振る舞いなどから状態を見立て，対応方法・環境調整のための助言を行うことである。様々な専門性をもつスタッフがいる中での公認心理師としての役割をつねに念頭に置きながら，同時にどうすることが本人に役立つのかを考えることが求められる。

　スクリーニングの場合はどれも10～15分と短時間で簡単に行えるとされているが，すべての人がいつも検査に協力的でスムーズに応答するということはない。最初は検査に同意していても，記銘力の低下から検査中に説明や目的を忘れて「なぜそんなことを聞くの？」と同じ質問を繰り返し，場合によっては声を荒げたり泣き出すこともあるが，筆者はそのたびに説明を行うようにしている。関係（ラポール）を築くには，このような場面でこそ誠実に対応することが求められるため，検査の時間は余裕をもっておいたほうがよいだろう。

　認知症の進行などにより言葉を使ったコミュニケーションが難しい場合は，こちらの感度を最大限に上げて，短く呟かれた言葉や行動，表情などから，認知機能はどの程度かを推測しつつ「今この人は何を伝えたいのか」を読み取ることが必要になってくる。それはまだ言葉を話せない乳幼児にかかわるときと似ているが，相手は乳幼児ではなく長い人生を懸命に生き抜いてきた人であり，いたわりとともに**敬意**を持ってかかわることをけっして忘れてはならない。

3　高齢者と認知症患者への支援体制について

3-1　心理学的支援とその意味

　「どうやって歳をとったらいいの？」と検査後にポツリと問われたことがある。この100年で高齢者の置かれた立場もその像も大きく変化した。敗戦後10年が経ち社会的に安定してきた1955年から2019年までの64年間で，平均寿命は約20年弱ほど伸びた一方で，子どもたちとの同居は減少し，高齢者の**一人暮らし世帯**が増加した。このことだけでも，高齢者の置かれた状況の変化の大きさがわかるというものだろう（厚生労働省，2020；内閣府，2020）。

　これまでの高齢者像を参考にして高齢期を過ごすことは難しくなったため，新たな高齢者像を模索しているのが高齢者の現状である。このような問いにともに取り組むのも，今後の公認心理師の仕事の一つになってゆくだろう。

3-2　地域包括ケアシステム

　従来は高齢者に介護が必要になった場合，自宅で家族が介護をするか，病院や老人ホームを利用するしかなく，またそのための相談先もはっきりとしない状態だった。しかし，2000年に**介護保険制度**が施行され，2005年の介護保険制度の見直しの際には，高齢者が要介護状態になってもその人らしく地域で暮らせることを目的として，**地域包括支援センター**の設置が制定された。地域包括ケアとは「地域住民が住み慣れた地域で安心して尊厳あるその人らしい生活を継続することができるように，介護保険制度による公的サービスのみならず，

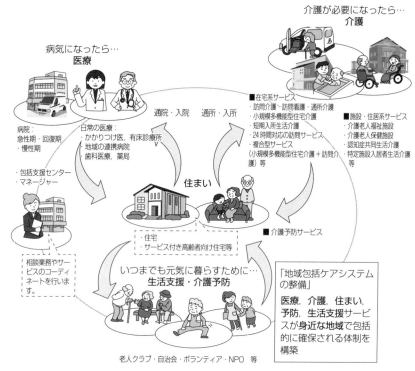

図 11-1　地域包括ケアシステムの構造
（出所）厚生労働省（2016）

その他のフォーマルやインフォーマルな多様な社会資源を本人が活用できるように，包括的および継続的に支援すること」（長寿社会開発センター，2011）であり，家と病院だけでなく地域全体で見ていこうという国による施策である（図 11-1）。

　地域包括支援センターには，①介護予防ケアマネジメント，②総合相談・支援，③権利擁護，④包括的・継続的ケアマネジメント支援の四つの機能がある。市町村区に設置され，保健師・看護師・社会福祉士・ケアマネージャーの専門職種もしくはこれらに準ずる者が配置されることになっている。公認心理師はまだここには入っていないが，学校や医療現場での**多職種連携**で求められる役割と同じように，利用者の心理的アセスメントや心理学的支援，スタッフへの

メンタルヘルスケアや相談援助などを担うことが期待される。

❖考えてみよう

　今，この文章を読んでいるあなたもいつか高齢者といわれる日が来るだろう。ここまで記した高齢者の特徴を自分に当てはめながら，どう感じ考えるのかを想像してみてほしい。あなたはどのような環境でどのような人たちと，どんなかかわりをもちながら日々を過ごし，どのような終わりを迎えたいと思うのだろうか。

もっと深く，広く学びたい人への文献紹介

ニコ・ニコルソン・佐藤　眞一（2020）．マンガ認知症　筑摩書房

　　☞漫画家の祖母の介護体験に老年行動学の視点による解説が加わることで，専門的な視点を維持しつつ一般的な読み物としても優れている。

黒川　由紀子・扇澤　史子（編）（2018）．認知症の心理アセスメント　はじめの一歩　医学書院

　　☞長く高齢者臨床に取り組んできた著者たちの知識と経験の結晶であり，高齢者にかかわる現場で手元にあると心強い一冊である。

小堀　鴎一郎（2018）．死を生きた人びと　みすず書房

　　☞訪問診療医としてかかわった患者や家族とのやりとり，文芸作品からの引用，国内外の医療現場の状況など幅広い視点から語られる「死にかた」についての考察は，公認心理師にとって今後さらに大きなテーマの一つとなってくると思われる「死」を扱う際の手がかりとなるだろう。

引用文献

American Psychiatric Association（2013）．*Diagnostic and statistical manual of mental disorders* (5th ed.). Washington, D.C.: American Psychiatric Publishing.（日本精神神経学会（日本語版用語監修）　髙橋　三郎・大野　裕（監修）（2014）．DSM-5　精神疾患の診断・統計マニュアル　医学書院）

長寿社会開発センター（2011）．地域包括支援センター業務マニュアル　https://www.mhlw.go.jp/stf/shingi/2r98520000026b0a-att/2r98520000026b5k.pdf（2022年3月11日閲覧）

Erikson, E. H.（1982）．*The Life Cycle Completed*. New York: Norton & Company.（エリクソン，E. H.　村瀬　孝雄・近藤　邦夫（訳）（1989）．ライフサイクル，その完結　みすず書房）

福井　俊哉・江口　洋子（2019）．認知症　武田　克彦・山下　光（編著）　神経心理検査ベーシック（pp. 132-182）　中外医学社

池田　学（2010）．認知症――専門医が語る診断・治療・ケア――　中央公論新社

厚生労働省（2016）．平成28年版厚生労働白書

厚生労働省（2020）．令和２年版厚生労働白書

明治安田生命グループ（2021）．介護総合情報サイト　MY介護の広場　高齢者の見え方・聞こえ方　https://www.my-kaigo.com/pub/individual/byouki/taiken/（2022年３月11日閲覧）

内閣府（2020）．令和３年版高齢社会白書

成本　迅・「認知症高齢者の医療選択をサポートするシステムの開発」プロジェクト（編著）（2016）．認知症の人の医療選択と意思決定支援　クリエイツかもがわ

日本神経学会（監修）「認知症疾患診療ガイドライン」作成委員会（編）（2017）．認知症疾患診断ガイドライン　医学書院

扇澤　史子・今村　陽子・岡本　一枝（2018）．認知症の病型別にみた認知機能障害の特徴とアセスメントの実際　黒川　由紀子・扇澤　史子（編著）　認知症の心理アセスメント　はじめの一歩（pp.75-117）　医学書院

佐々木　英忠・鳥羽　研二（2018）．高齢者の生理的特徴　北川　公子（編著）　系統看護学講座　専門分野Ⅱ　老年看護　病態・疾患論（pp.18-45）　医学書院

若松　直樹（2012）．認知症を評価する方法　小海　宏之・若松　直樹（編）　高齢者こころのケアの実践　上巻――認知症ケアのための心理アセスメント――（pp.17-19）　創元社

横山　貞子（1989）．老い，時のかさなり（p.286）　晶文社

第12章 自殺対策
──身体救急医療の現場から

伊 藤 　 翼

本章では，医療領域，とくに身体救急医療における自殺未遂者支援を扱う。自殺未遂者は身体的なダメージを負うことも多いため，身体救急医療機関に搬送されてくる。自殺未遂者の心理社会的問題に対して，公認心理師も医療チームの一員として支援を提供することを求められる。身体救急医療現場における公認心理師による自殺未遂者支援の方法は，一般身体科医療や精神医療，医療外の領域における自殺対策においても，自殺以外の症例においても，広く応用できるものである。一般的な自殺に関する知識の詳細については詳述しないが，本章では，自殺に対する公認心理師のかかわり方について概説する。

1 自殺の実際と対策

1-1 自殺の現状

　我が国では1998年に**年間自殺者数**が 3 万人を超え，その後2011年まで 3 万人台で推移し続けた（厚生労働省，2020）。2006年に**自殺対策基本法**が成立し，2007年には**自殺総合対策大綱**が閣議決定された。その後の動向をふまえて2017年に閣議決定された新たな大綱では，地域レベルでの実践的な取り組みや，より幅広い分野での連携による「生きるための支援」の方向性が示された。これらの自殺対策の推進に人口減少傾向も相まって，2012年からは年間の自殺者数が 3 万人を下回り，2020年に至るまで減少傾向にあった（厚生労働省，2020）。ようやく1998年以前の水準に戻ってきたところであったが，2020年は自殺者数

が増加に転じ，2021年 9 月時点で前年よりもハイペースで自殺者数が増えており（警察庁，2021），気が抜けない状況が続いている。

　世界保健機関（自殺予防総合対策センター訳 2014）によると，2012年時点で世界では毎年80万人以上が自殺で亡くなっているという。**自殺対策白書**（厚生労働省，2020）によれば，主要先進国（G7）の中で日本が最も**自殺死亡率**が高い。とくに，若年層の自殺は国際的にも深刻であるが，10～34歳の若い世代の死因の第 1 位が自殺となっているのは，G7 では日本のみである。

1-2　自殺に傾く人の背景と特徴

　数多くの調査や研究から，自殺企図者の人口統計学的な特徴が明らかになっている。たとえば自殺企図者の性別は，自殺既遂は男性の方が多く，自殺未遂は女性の方が多いといわれており，これは日本だけでなく国際的にも同様の傾向である。また，自殺企図理由については健康問題が最も多く，心身の問題が含まれることがわかっている。また，自殺は複数の問題が絡み合って生じていることもわかっている。

　自殺の危険因子は表 12-1 のようになっている。**過去の自殺企図歴**と**精神疾患**は自殺の二大危険因子といわれており，とくに注意が必要である。当てはまる数が多いほどリスクが高いというわけではなく，どれか一つでも当てはまるものがあれば自殺リスクがある。逆に，心身の健康・安定した社会生活・支援の存在・利用可能な社会制度・医療や福祉などのサービス・適切な対処行動・周囲の理解・本人が支えにしているもの等が保護因子となる。

　ここで**自傷行為**についてふれておく。自傷行為とは，死ぬことはないであろうという予測のもとに意図的に自身の身体を傷つける行為である。自傷行為は他者へのアピールと思われがちだが，実際には一人で行為におよび，そのことを誰にもいわない場合が多い。自傷行為は，身体を傷つけることで不快感情を切り離すという苦痛への一時的な対処となっているが，徐々に耐性がつくため繰り返すにつれてエスカレートし，結果的に致死的行為となりうる。自傷行為と自殺企図行動は連続的であり，自傷行為だからといって軽視しないことが重

表 12-1　自殺の危険因子

○過去の自殺企図歴／自傷行為歴
○喪失体験（身近な者との死別体験など）
○苦痛な体験（いじめ・家庭問題など）
○職業問題・経済問題・生活問題（失業・リストラ・多重債務・生活苦・生活への困難感・不安定な日常生活）
○身体疾患の罹患およびそれらに対する悩み（がんや他の身体疾患での病苦など）
○ソーシャルサポートの欠如（支援者の不在・喪失など）
○企図手段への容易なアクセス（毒物・紐・練炭などの所持，薬の溜め込みなど）
○自殺につながりやすい精神疾患と心理状態／性格（死にたい気持ち・不安／焦燥・衝動性・絶望感・易怒性・攻撃性・精神病症状・孤立感・悲嘆など）
○家族歴
○その他（診療や本人／家族／周囲から得られる危険性・アルコール／薬物・摂食障害など）

（出所）日本臨床救急医学会（2018，p.70）をもとに筆者作成

要である。

1-3　自殺の過程と心理状態

　生きていれば誰しも困難に直面することがあり，各々何らかの対処を試みているであろう。しかし，個人で抱えられる物事には限界があり，困り事の数が多かったり，大きい困り事であったりすると，どう対処すればよいかわからなくなってしまう。

　自殺に傾く人は困っている状態・状況から抜け出したいと願っており，その願いは生きる方向に向いている。「生きたい」と「死にたい」という相反する気持ちの葛藤が生じており，非常に苦しいのである。人は**葛藤状態**にあると，冷静さを保てず混乱して悲観的な考えに支配されてしまい，誤った選択をしやすい。現実的にうまくいかないことが重なると，「どうしたらよいのかわからないし，このつらい状況がずっと続くかもしれない」という絶望感，「自分だけではもう限界だが，他者に心配や迷惑をかけられない」という無力感，「誰も助けてくれないし，誰もわかってくれない」という孤独感，「こうなってしまったのは自分のせいだし，自分なんていない方がよい」という無価値感などにより追い込まれた心理状態になる。その結果，**心理的視野狭窄**に陥り「この苦しみから抜け出すためには死ぬしかない」という思考に支配され，周囲の助

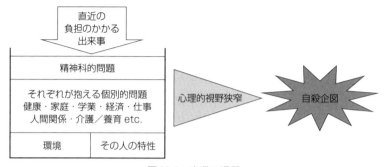

図 12-1　自殺の過程

けに気づけず自殺企図に至ってしまう（図 12-1）。

1-4　総論的支援と各論的支援

　様々な調査・研究から自殺という現象の特徴がみえると対策を取りやすくなる。国・地域・組織・専門職などが取るべき方策，支援制度や仕組みの構築のためには，科学的エビデンスの積み重ねが重要である。しかし，広く多くの人々を助けるための総論的な支援は，浅く間接的になりやすく，個々の困り事に対応しきれないこともある。臨床現場では自殺に傾く人とその家族，自死遺族に対して，支援者の直接的かつ個別的なかかわり，つまりその人に合わせたナラティブによる各論的な支援が必要となる。自殺対策は**総論的支援**と**各論的支援**の両方を相補的かつ有機的に行い，自殺に傾く人の生活を支えていくことなのである。

　自殺予防は三つの段階に分かれる。**一次予防**は，自殺が起こる前に日常的に行う予防であり，地域の精神保健活動の推進や自殺予防の啓発活動がこれにあたる。**二次予防**は，自殺が起こりそうなときに食い止める予防であり，自殺に傾く人に早期に気づき，自殺が起こらないように積極的にかかわり，支援や治療を行う。**三次予防**は，自殺が生じた後に行う予防であり，遺された人のケアや事後の連鎖や群発を防ぐことが目的である。これらの三段階の予防は，医療分野に限らずどの領域においても形を変えて組み合わせて行えるものである

（第3章参照）。

　本章のトピックである身体救急医療の現場では，一次から三次までの各予防が実施されるが，中でも自殺再企図を防ぐための二次予防が重視される。以下では，身体救急医療からはじまる自殺未遂者支援の実践について述べていく。

2　医療における実践

2-1　身体救急医療における実践

　身体救急医療現場には精神科が介入すべき患者が数多く存在する。そのため，身体面についても救急医や看護師，リハビリテーションスタッフなどの多職種との密な連携が求められる。身体救急医療で精神科が対象とする症状は，不眠やせん妄，患者の既存精神疾患による精神症状などが挙げられ，これらは**精神科コンサルテーション・リエゾン診療**（以下，リエゾン診療）でも日常的に対応が行われつつある。加えて，身体救急医療現場に搬送されてくる自殺企図者には，亡くなる者がいる一方で，未遂に終わる者の数はその何倍も多く，**自殺再企図**を防ぐためには手厚い対応が求められる。

　救命救急センター（以下，救命センター）はその名の通り，命を救う医療の現場である。自らを傷つける行為をする自殺企図者は，治療を提供する側からすると理解しがたく，スタッフが対応に苦慮することも少なくない。自殺未遂者は，精神疾患のみならず複雑な**心理社会的問題**を抱えていることが多く，身体治療のみを施されて救命センターから退院となると，もともと抱えている心理社会的問題が解決しないままであるため，再び心理的に追い込まれて自殺再企図に至る可能性が高い。よって，問題への心理社会的介入は必須である。ここでは，A総合病院高度救命救急センター（以下，A救命センター）でのリエゾン診療を中心に，身体救急医療における実践について概説する。

　A救命センターでは，自殺未遂者支援専従の公認心理師がA救命センター専属精神科医と精神科チームを組み，A救命センターに入院となった自殺未遂者への全例介入（家族への介入を含む），精神医学的アセスメントと治療，心理社

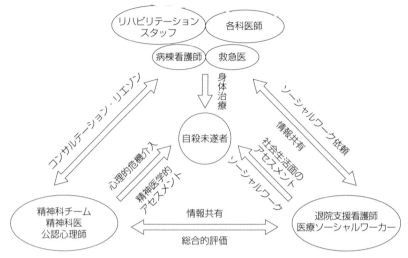

図 12-2　救命センターにおける自殺未遂者へのチーム医療
（出所）日野・山田（2012, p.36）をもとに筆者作成

会的アセスメント，心理教育と情報提供，ソーシャルワークと地域連携といっ
た支援を行っている（図12-2）。A救命センターには年間1000人強の患者が入
院となり，そのうち1割程度が自殺企図者である。自殺を図った重症患者はま
ず救急外来に搬送され，救急科により初期診療が行われる。精神科チームは可
能な範囲で参集し，患者が話をできる状態であれば救急科と並行して患者から
事情を聴取する。家族等が来院していたり，かかりつけ医療機関があったり，
行政の支援を受けていたりする場合には，本人より先に話を聴いていく。

　初期診療が終わるとA救命センターに入院となり，本人と疎通が取れるよう
になる前後で，身体治療と並行して精神科チームも介入し，自殺企図行動であ
ったかどうか，入院経緯や現在の**希死念慮**などを本人・家族等に尋ねていく。
ポイントは，精神科チームだけが自殺企図に関するエピソードを尋ねるのでは
なく，救急医・看護師・ソーシャルワーカー・リハビリスタッフなどがそれぞ
れの専門的支援の中で代わる代わる尋ねていくことである。公認心理師は心理
学の専門職として，生活歴と病歴のインテーク，面接での心理的アセスメント

（パーソナリティ特性・知的能力・認知行動パターン・対人関係の取り方など），本人の気持ちや思考の整理，本人の話をふまえての心理教育・疾病教育を行う。入院期間中に何度も話を聴き，情報を擦り合わせて，本人の状態・状況をスタッフ間で随時共有しながら支援方針を決定していく。具体的には，身体治療終了後にリハビリ病院や療養病院，精神科病院への入院が必要かどうか，精神科の通院先はあるか，支援サービス導入が必要かといった具合である。A救命センターからの退院が決まる頃には，精神科医による精神科診断がつけられる。とくに多いのはうつ病・躁うつ病などの気分障害，適応障害や統合失調症などで，じつに9割以上は何らかの精神科診断がつく状態であり，確実に精神医療に結びつける必要がある。

　救命センターにおける自殺未遂者支援は，救急医・看護師・精神科医・公認心理師・ソーシャルワーカー・リハビリスタッフといった，**多職種チーム医療**の実践である。一般的な精神科心理臨床と違い，救命センターでの回転が早く短い入院期間の中でできる限りの支援をする必要があり，従来の心理職の働き方では対応に限界がある。自殺未遂者の支援のためにも，他職種が円滑に仕事をこなすためにも，公認心理師は心理職の特色を生かしつつ，他職種の専門性を学び，心理職という枠にとらわれずに現実に沿って柔軟に対応していかなければならない（表12-2）。

2-2　精神医療および一般身体科医療における実践

　精神疾患を有している者全員が自殺を図るというわけではないが，その疾患の症状により冷静な判断ができにくくなることがある。こうした際に，物事の選択を本人任せにすると，問題解決がいっそう困難となることもある。精神医療で何をどこまで扱うべきかという課題はあるが，とくに本人の困り事への精神疾患の影響の有無の判断は，精神医療に任せる必要がある。また，自殺の背景となる心理社会的問題に対しては，医療機関の中で，精神科医とともに公認心理師や精神保健福祉士，看護師といった多職種による支援が必要である。しかし，現状では精神医療の提供できる資源にも様々な限界があり，精神医療に

表 12-2　救命センターに公認心理師がいるメリットと限界

他職種にとっての メリット	・精神状態のアセスメントをしてもらえる。 ・精神面を考慮した対応を教えてもらえる。 ・比較的長い時間，患者の訴えを聞いてくれるので，自分の仕事を優先できる。
自殺企図者やその 家族にとってのメ リット	・本人やその家族はこれまで他者に相談できていなかったことも多く，はじめ て心情を吐露できる場になる。 ・家族からすると，自殺再企図が心配であり，今後の対応について一緒に考え てもらえる。 ・自殺既遂となった場合の自死遺族支援を受けられる。
公認心理師自身の メリット（学べる こと）	・チームによる支援。 ・柔軟な心理臨床。 ・従来の心理支援の応用可能性。 ・心の中だけでなく，社会生活などの現実的側面への支援。 ・ソーシャルワークの重要性。
公認心理師ができ ること	・短期〜中長期的な支援を見据えての生物─心理─社会的アセスメントを行う。 ・短い入院期間中に，最大効率で多くのリソースを投入する。 ・生への動機づけを行い，心の視野を拡大し，本人が自ら SOS を出せるよう にする。 ・確実に次の支援（とくに精神医療）につなげていく。 ・支援機関同士をつなぐ。
救命センターででき きることの限界	・短い入院期間では関係性の構築やアセスメントをしきれないこともある。 ・生命の危機が去ると救命センターからは退院となるため，その後のフォロー までしきれない。 ・自殺企図後ということで，心身の症状によっては転院先が見つからない。

つながっていたとしてもそれだけで自殺を防ぐということは難しい。そのため，地域内の教育機関・福祉機関や法律相談など，医療外の専門家の力を借りることも必要となる。

　精神医療において公認心理師ができることは，通常の心理支援の中に**自殺のリスクアセスメント**を加えることである。かつては自殺に傾く人への対応は心理職には荷が重いとされていたようだが，現在は公認心理師もチームの一員として対応することが求められる。また，身体的な問題による苦しみも自殺のリスクとなりうるため，精神科だけでなく身体診療科や緩和ケアなどにおいても丁寧なアセスメントを行う必要がある。日本医療機能評価機構（2017）によると，精神科病院に限らず一般病院においても病院内で患者の自殺事故が多数発生しており，その予兆が見逃されていることが多いという。診療科を問わず，

薬で気持ちを落ち着けただけで自殺が防げるというわけではない。公認心理師
は，時間をかけて患者の話を聴き，気持ちを受け止め，そのうえで具体的な対
策を取っていかなければならない。

2-3　医療以外の領域との連携と継続的な支援

　救急医療現場には様々な制限があるため，短い時間にできる範囲で支援を提
供しつつ，自殺未遂者が救命センターを退院した後も継続的な支援につながっ
ていられるように**マネジメント**することが求められる。マネジメントは多職種
で行うことになるが，とくに精神科関連における治療と支援は精神科医・精神
保健福祉士・公認心理師が中心となって行う。この3職種はそれぞれ専門性が
ありつつ，専門性が重なる共通部分については，どの職種も対応することがで
きる。公認心理師は，各職種の専門性と業務をある程度理解したうえで，心理
療法だけにこだわらない幅広い心理支援に加えて，転院調整や受診の調整，サ
ポート資源の導入や他機関との連携などもサポートできる。救命センターにお
ける自殺未遂者支援は，とくに**ソーシャルワーク**の要素が大きいため，公認心
理師は，ソーシャルワークとはどのようなものであるかを知っておかなければ
ならない。

　自殺に傾く人は社会生活上の困り事を抱えていることが多く，そこから心理
的に追い込まれてしまう。困り事の解決のためには，医療以外の具体的な支援
につなげる必要がある。本人の話を聴いて困り事を整理し，同意を得たうえで，
フォーマル・インフォーマルを問わず，本人に合う支援につなぐ。たとえば，
借金などの経済的な問題があれば法律家に，介護のことで困っていれば地域包
括支援センターに，子育てや教育のことで困っていたら保健所や児童相談所に，
といった具合である。また，地域内で行われている本人に合った会合や習い事
に参加するといった，インフォーマルな資源も重要である。本人・家族等への
情報提供だけでは支援につながらないことも多いため，本人を交えてカンファ
レンスを開催し，地域の支援者との顔合わせをしたり，利用申請や予約設定を
したり，支援機関の見学への同行などを行い，確実につなげる必要がある。自

殺予防の観点からは，その後も利用が継続できているかの確認のために，本人の同意を得たうえで各機関・各支援者間で情報共有ができるようにしておくことが望ましい。

2-4　架空事例

　30代男性。高所からの飛び降りによる多発外傷のため，救命センターに救急搬送され入院となった。搬送前に本人から救急隊に，自殺企図であることと生活保護受給中であることが述べられていた。情報をもとに，公認心理師が役所の生活保護担当者に連絡したところ，該当者がいることが判明した。後日，生活保護担当者が来院し本人の人物特定をした後，公認心理師は生活保護担当者と面談を行い，本人の生活状況などを聴取した。本人は身寄りがなく，統合失調症でかかりつけ精神科病院があることがわかったため，救命センターからかかりつけ精神科病院へ診療情報提供を依頼した。診療情報提供書によると，一度かかりつけ精神科病院へ入院したことはあるが，最近は比較的調子がよく，就労に向けて動き始めたところであったという。

　本人が話せるようになった段階で，精神科医・公認心理師による診察・面接が行われた。入院当初は統合失調症による幻覚・妄想が持続していた。外傷治療のため救命センターでの入院が長期化することが想定され，この間に精神科医による精神科薬物療法がなされて，徐々に精神症状は落ち着いてきた。公認心理師は入院中の本人のもとへ足繁く通い，今回の出来事やこれまでの生活のことを尋ねると，幻覚・妄想に左右されての自殺企図であったことや将来への不安が語られた。幻覚・妄想は多少残存するものの，今後の生活について冷静に話ができるようになり，希望も語られるようになった。1か月ほど救命センターでの入院を継続し，身体の治療の目処は見えてきたが，今後も継続的なリハビリが必要であった。そのため，公認心理師は救急医・精神科医・医療ソーシャルワーカーと相談し，リエゾン診療がある近隣のリハビリ病院への転院調整を行うこととなった。リハビリ病院に本人の心身の状態を伝えると，精神症状への懸念が聞かれた。リハビリ終了後の精神科治療の方向性をかかりつけ精

神科病院とも相談し，なんとか話がまとまり転院が決定した。公認心理師は介
護タクシーを手配し，生活保護担当者にも転院について報告した。転院日には
生活保護担当者付き添いのもと，転院となった。

3　自殺対策において公認心理師に求められること

3-1　自殺に傾く人への対応

　公認心理師は，他のどの職種よりも自殺に傾く人との**心的距離**が近くなる可
能性があり，敏感かつ冷静に心の専門家として実践をしていかなければならな
い。一方で，ただ専門家然としていればよいわけではなく，誤った知識・偏っ
た知識でパターナリズムに陥って支援者主導にならないようにすることが望ま
しい。

　公認心理師は，普段から自殺に関する知識と対応の仕方を身につけ，日常生
活・臨床場面を問わず，生死について話をする準備を整えておく必要がある。
自殺を防ぐということは，自殺をさせない支援ではなく，**生きるという選択**を
できるようにする支援である。公認心理師には，**生きづらさ**を軽減しながら，
可能な範囲で本人が望む充実した生活を送れるように支援することが望まれる。

　自殺に傾く人は自分の意思で SOS を出すことが難しいことも多いため，支
援者は敏感になっておく必要がある。言語的・非言語的情報に加えて，客観的
状況と本人の発言・態度とのギャップにも注意を要する。自殺に傾く人に接し
て違和感を感じたときに機をみて声をかけることが大切である。まずはサイン
に気づき，そこから話を聴かせてもらう。「つらそうに見えますが何かありま
したか？」「いいにくいかもしれませんが，よかったら話してくれませんか」
などの声かけがよいだろう。悩んでいる人はそもそも他者とのコミュニケーシ
ョンが苦手な者も多く，ギリギリまで追い詰められるとむしろ相談しようとし
ない。そのため，支援者はおせっかい気味に気にかけておき，なるべく早い段
階で手を差し伸べる必要がある。

　そして，悩みや死にたい気持ちについては，日常的なやりとりの中で，話題

表12-3　相談を受ける側が注意するポイント

・自分や社会の価値観を押しつけない	・急かさない
・無理に助言をしない	・叱らない
・質問を連発せず，相手のペースで教えてもらう	・否定しない
・意見するより聴くことを優先する	・相手が共感してもらえたと思える対応をする
・死にたい気持ちに敏感でいる	・自分の感情に振り回されない
・相手の気持ちは丁寧に扱う	・抱え込まない
・焦らない，動揺しない	・自分ができることの限界を設定をする

の一つとして自然に話すことが大切である。自殺に傾く人が不安を抱えている状況で，矢継ぎ早に尋ねていったり，責めたり否定するような言葉をかけると，余計に追い詰めてしまうため注意が必要である。また，**死にたいという言葉**やそれに類似する言葉に出会ったときには，冗談のように用いられていても，否定せず，無視せずということが大切である。「自分がなんとかしなければ」と焦る必要はなく，まずは一つずつゆっくりと落ち着いて話を聴いていく必要がある。

　死にたい気持ちやつらい気持ちを聴いていると，支援者は具体的な助言をしてしまいがちだが，助言の通りにできるのであれば相談者は困っていない。頭ではわかっていても心がついてこないため，具体的な対処より先に，気持ちや感情をある程度納得させる必要がある。相談者は，気持ちや感情を受け止めてもらうことではじめて次のステップに進める。自殺の相談を受ける側が気をつけることとして，表12-3のようなポイントがある。

　そして，①社会生活，②広い意味でのうつ，③自殺（表12-4）の三つのアセスメントを経て継続的な支援を行うための準備が整う。支援と連携を行うために，まずは世の中や地域にどのような支援者や相談機関が存在するのかを知っておく。そして，自分が支援者としてできること・できないことを把握しておき，できないことは他の適切な専門家や支援者に相談者を紹介するといった，支援者同士でお互いに補足し合える連携関係をつくっておく。また，生命の危機にかかわる**緊急時の対応**（警察・救急要請など）を準備しておくことも重要であろう。

表 12-4　自殺のアセスメント

希死念慮（死にたい気持ち）・自殺念慮（自殺したい気持ち）の有無
具体的な計画を立てている（いつ・どこで・どのように） 　・時期（例：○月○日に・○○の命日に・○日後に　etc.） 　・手段（例：ロープを準備している・薬を溜め込んでいる　etc.） 　・場所（例：高い場所を探している・飛び込む駅を決めている　etc.） 　・予告（例：事前にメッセージを送る・自殺をほのめかす発言　etc.） 　・死後の準備（例：遺書を準備する・身辺整理を始める　etc.）
出現時期・持続性（いつから・どれくらいの期間・頻度） 　・希死念慮・自殺念慮が急に出てきて治まらない 　・希死念慮・自殺念慮が出たり消えたりしてコントロール不能 　・希死念慮・自殺念慮が長期間続いている
強度（どれくらい本気で自殺を考えているか） 　・希死念慮・自殺念慮が強くなっている感じがする 　・希死念慮・自殺念慮の強さがコントロール不能
客観的確認 　・周囲から見て明らかに健康や命に危険があるような行為 　・自殺念慮があっても否定するなどの本人の様子や状態

（出所）日本臨床救急医学会（2018, p. 68）をもとに筆者作成

3-2　遺された人への対応

　自殺に限った話ではなく，病気や事故，災害などで人が亡くなると，遺された人は**喪失体験**に襲われる。それが身近で大切な存在であるほど大きな喪失体験となることは想像に難くない。その存在が失われたとき，それまでの過程にあった様々な思いが溢れ，なかなか整理がつかないことも多い。とくに自殺の場合は，その思いもいっそう複雑であろう。遺族を含む周囲の人間は，「これまでしてきた対応がよくなかったのではないか」「もっとできたことがあったのではないか」「なぜ自殺という手段を選んでしまったのか」といった考えが浮かび，怒り・悲しみ・不全感・無力感・絶望感・自責・罪悪感など負の感情が複雑に混ざり合う。

　大切なものを失ったときに人は様々な感情を感じ，その際の苦しい心の状態を「**悲嘆**」という。これは心の自然な反応であり，「悲しみに取り組むこと」と「生活に取り組むこと」をバランスよく行き来することで，時間の経過とともに和らぐことが多い。遺された人が一人で回復に向かうわけではなく，周囲

の人間に支えられながら悲しみを乗り越えていくのである。しかし，悲嘆がなかなか和らがず，生活に支障をきたすほどのつらい状態が長期化してしまうことがある。これを**複雑性悲嘆**といい，適切な治療的介入が必要となる。

　このように，遺された側も非常につらい思いをするのが死という喪失体験なのである。つらい思いを放っておくと，遺された側も後追いのような形で自殺を図る可能性もある。また，好きな著名人や，自分と同年代の人の自殺などが報道されることにより，間接的にではあるが誰もが遺された人になりうる。こうした報道により，自殺の予備軍ともいえるリスクの高い人たちの自殺が誘発されることを**群発自殺**という。このように，誰かの死にふれることは意識せずとも心に多大な影響を与えることを忘れてならない。自殺企図者のみならず，その周囲にいる者たちのケアもまた，公認心理師の役割の一つである。

3-3　支援者支援と社会への働きかけ

　自殺に傾く人への支援は，その人の命や人生に向き合うということであり，支える側も相応のエネルギーが必要となる。支援者は「私が何とかしなければ」と抱え込みやすく，その中でも公認心理師はより抱え込みやすい部類に入る。必然的に自身の**死生観**に向き合うことになるし，支えたい気持ちがあっても，価値観は一人ひとり違うためその擦り合わせは非常に大変である。死にたいという気持ちは容易になくならず，長くかかわればかかわるほど支援者側も疲弊するため，支援者もまた支援を受け，潰れないようにする必要がある。基本的には，まずは相談ということになるであろうし，公認心理師はその相談を受ける側にも相談する側にもなりうる。医療領域であれば，他職種や他業種と相談したり，家族等の困り事を聴いたり，かかわり方を一緒に考えたり，自殺に関する一般的な情報を共有したり，心理教育をするといったことになるであろう。自殺に傾く人は困難を抱えており，当事者への対応が重要であることはいうまでもない。一方で，当事者の周囲にいる家族や支援者などもまた，当事者にどのように対応したらよいかと困っていることも少なくなく，うまく相談できていないこともある。そのため，当事者の周囲にいる家族や支援者への支

援もまた非常に重要である。そして，直接かかわる者以外にも広く啓発が必要
となる。これまでの心理職は，個人の心の内面や行動に注目しがちなところが
あったが，公認心理師は自殺を含む社会的問題に対して，心理学の知見を広く
役立てることが求められる。

❖考えてみよう

　自殺は稀な出来事であり，なかなか身近に感じられないこともあるだろう。し
かし，またいつ遭遇してもおかしくはない出来事でもある。大切なものが失われ
たとき，つらい状況に置かれたときなどについて，自分の立場だったら，身近な
存在の立場だったら，どのような反応が生じるか，どのような対応をするのがよ
いか，考えてみよう。

もっと深く，広く学びたい人への文献紹介

松本　俊彦（2015）．もしも「死にたい」と言われたら──自殺リスクの評価と対
　　応──　中外医学社
　　　☞自殺予防の第一人者が，自殺リスクの評価と対応の基本を系統立ててまと
　　　めた著書。
日本臨床救急医学会（総監修）（2018）．救急現場における精神科的問題の初期対
　　応　PEEC™ ガイドブック　改訂第2版──多職種で切れ目のない標準的ケ
　　アを目指して──　へるす出版
　　　☞救急現場にかかわる多職種が，精神疾患を抱えた患者に標準的な初期診療
　　　を提供できるようになるための研修コースで使用されるテキスト。
山本　賢司（編著）（2016）．精神科領域のチーム医療実践マニュアル　新興医学
　　出版社
　　　☞救命救急センターを含む精神科領域のチーム医療についてまとめられてい
　　　る。

引用文献

日野　耕介・山田　朋樹（2012）．【自殺対策】多職種でかかわる自殺未遂者ケア：
　　ポイントと課題──チーム医療としての自殺未遂者ケア──　救急医学，
　　36(7)，819-821　へるす出版
警察庁（2021）．自殺者数　https://www.npa.go.jp/publications/statistics/safety
　　life/jisatsu.html（2021年12月25日閲覧）
厚生労働省（2020）．自殺対策白書　https://www.mhlw.go.jp/stf/seisakunit

suite/bunya/hukushi_kaigo/seikatsuhogo/jisatsu/jisatsuhakusyo2020.html
（2021年12月25日閲覧）

日本医療機能評価機構　認定病院患者安全推進協議会（2017）．院内自殺の予防
と事後対応　https://www.psp-jq.jcqhc.or.jp/post/proposal/3192（2021年12
月25日閲覧）

日本臨床救急医学会（総監修）（2018）．救急現場における精神科的問題の初期対
応　PEEC™ ガイドブック　改訂第2版——多職種で切れ目のない標準的ケ
アを目指して——　へるす出版

World Health Organization（2014）．*Preventing Suicide: a global imperative.*
Genève: World Health Organization.
（世界保健機関　国立精神・神経医療研究センター精神保健研究所 自殺予防
総合対策センター（訳）（2014）．自殺を予防する——世界の優先課題——
国立精神・神経医療研究センター精神保健研究所 自殺予防総合対策センタ
ー）

第13章　災害支援と支援者のケア
——中・長期支援を見据えて

諏 訪 賀 一

> 災害で傷ついた人を前にして「自分にできることは何か」「どうしたら役に立てるのか」「何とかして助けたい」と思うのは，自然なことである。筆者には，それは人間に本質的に備わる性分であるように思える。けっして抗うことはできない。それでは，公認心理師としてどのようにして被災者を支援し，回復へのプロセスに携わったらよいのだろうか。そのためには，災害についてよく理解し，準備を整えて，被災者やそのコミュニティが望む心理社会的な支援を提供することが肝心である。本章では，災害時における心の回復のプロセスや心理学的支援の実際，今後の課題について考えていきたい。

1　災害とその備え

1-1　災害とは何か

　災害とは，WHO（世界保健機関，1992）の定義によれば「生態上および心理社会的側面における重篤な崩壊であり，影響を受けたコミュニティの対処能力を遥かに超えるもの」である。災害は，主に**自然災害**（地震・暴風・津波・洪水・地滑り・噴火など）と，**人為災害**（放射能事故・毒物や化学物質による中毒事故・交通機関の事故など）の二つに分けることができる。災害環境下では，通常の行政の提供するサービスや水，電力，食料の供給，交通や情報の伝達など多方面にわたる機能が停止してしまうために，日常的な生活の手段が奪われて困難が生じる。

213

　日本は，地質的・地理的条件などから地震活動・火山活動が活発である。世界中で起こるマグニチュード 6 以上の地震の約20.5％は日本で発生し，活火山の約7.0％が日本に集中しているとされる（内閣府，2010）。また，梅雨や台風などでは集中豪雨が発生して河川の氾濫が頻繁に起こる。

　近年の出来事を見渡しても，1995年の阪神・淡路大震災，2004年の新潟県中越地震，2011年の東日本大震災，2016年の熊本地震，2018年の西日本豪雨，北海道胆振東部地震，2019年の九州豪雨や，台風15号・19号による大規模な浸水などは，多くの人的・物的被害を与え，多くの人に悲しみをもたらした。今もなお，生活の再建がままならず日常生活ストレスにさらされている方も多いのは憂慮すべきことである。

1-2　災害への対処（備え，予防，緩和）

　こうした現状に対してどういった対処が必要であろうか。災害やそのリスクへの対処に関してカギとなる行動は以下の通りである（中根，2011）。

　①備え（preparedness）は「失うものや被害を最小限に食い止め，効果的で期にかなった救助やリハビリテーションを可能とするための措置をとること」である。②予防（prevention）は「災害時や緊急事態において，何かを引き起こす原因となるものや結果として生じる事態をあらかじめ防ぐ手段」である。③緩和（mitigation）は「一旦生じた強い危険に対して，その危険性を減少させていくこと」である。

　一般に，災害後の支援においては「緩和」が注目されるが，「備え」や「予防」という防災の考え方は，心理的な支援においても重要である。1989年にアメリカ南部を襲ったハリケーン「ヒューゴ」では，①周到な事前計画と，②指導・管理体制，③立ち退き・避難の徹底により，直接の被災による精神的な影響は最小限にとどまったとされる（Austin, 1992）。このように心理社会的な備えは，その後の回復における重要な要素としてかかわる。

表 13-1　被災者のニーズ

時間経過	被災者のニーズ	被災者の行動	あるべき対策	
秒〜分	生命の安全の確保	避難行動	警報の伝達	緊急対策
時	心理的安心の確保	安全確認 帰宅 家族との連絡，安否確認	避難の誘導 災害情報の伝達 交通の再建 停電の解消	
日	生活の復旧	被害の後片付け 貴重品の確保	埋設管施設（上水道・ガス）の復旧 避難所の設置（住の確保） 生活物質（衣食）の確保 物流の確保	応急対策
週	生活の再建	損害保険請求 減免措置請求	罹災証明の交付 資金援助	
月	人生の再建 心理的安定の確保	住居の再建	仮設住宅の提供	再建対策
		「こころの傷」への治療	「こころのケア」	
年	喪の作業 災害文化の育成	希求体験の想起と共有化	記念事業，防災教材	
		体験の教訓化 体験の風化と忘却		

（出所）金（2013）

1-3　被災者のニーズ

　被災者のニーズはつねに一様ではない。災害支援においては，各時期にどのような被災者のニーズがあり，被災者行動の特徴は何か，支援者はどのような支援を提供するべきか，よく検討して頭に入れておくことが大切である。

　表 13-1 の縦軸は災害が起きてからの時間の経過である。災害の発生直後においては，被災者のニーズは「生命の安全の確保」である。各時期に必要な支援は表を参考にしたい。注目したいのは，心のケアが必要となるのは，安全確認や安心の確保，様々な行政上の手続きがある程度充足してからであるということである。もちろん，急性期の心理学的支援が必要なのはいうまでもない。しかし，この時期の援助は，後述する DPAT や心のケアチームなどによる専門的かつ組織的な支援や，災害支援の経験が豊富な公認心理師があたることが望ましい。状況によっては，話を聴くことよりも，生活に必要な物資や水などをともに背負うことが，何より被災者にとっての安堵につながる。

1-4　災害後の心の働き

　災害が起こった直後の心理的な動揺や心身に現れる症状の多くは，強い脅威のもとで誰にでも起こる正常な反応である。災害の発生直後は，不安・不眠・イライラ・悪夢を見るなどの**過覚醒**の状態になりやすい。また，凄惨な場面を目撃した，あるいは体験したことによる**フラッシュバック**（外傷的な記憶やそれに伴う感覚的な記憶が繰り返し想起され，強い恐怖感や無力感が生じること）や，災害に遭った場所などを無意識に**回避**する行動や感情の**麻痺**状態が起こることもある。そして，家族や大切な人を失ったことによる**喪失反応**，災害後の不自由な生活を送ることによる**日常生活ストレス反応**などがあらわれる。児童期の場合は**退行**，思春期には**行動化**が起こりやすい。

　子どもはつねに守られるべき存在である。災害初期における子どもの心のケアに関する留意点としては，①安心できる人や大切な人と一緒にいられるようにすること，②安全な場所の確保，③遊びを通したかかわりが挙げられる。津波遊びや地震遊びなどは，子ども特有の体験の乗り越え方なので，禁止したりせずに受容的に接する。

　大部分の被災者は，家族や友人等の身近な援助や自分自身で対処行動をとることによって，通常1か月以内に回復するといわれている。ただし，余震が続き建物の倒壊のおそれがある，放射能汚染が続いているなど恐怖の対象が取り払われない状況下では，より長く続くこともある。上述のような症状が災害後1か月以内の期間にみられる場合は急性ストレス障害（acute stress disorder：ASD）とされる。1か月以上，症状が長引く場合には，**心的外傷後ストレス障害**（post-traumatic stress disorder：PTSD）の可能性が疑われるため，医療機関や精神保健の専門家への相談が必要である。

　対象喪失と悲嘆の反応について，公認心理師は特別の注意を払いたい。対象喪失とは「愛情や依存の対象を，その死によって，あるいは生き別れによって失う体験」（小此木，1979）である。それに引き続いて起こる，失った対象への思慕の情，悲哀や絶望などの情動的な反応を悲嘆という。災害が過ぎ去った後，周囲の状況がわかってきて，人的・物的な喪失がはっきりしてくると，人は悲

嘆・苦悩・抑うつといった感情に見舞われる。最も強度の悲嘆と苦悩は，配偶者・子ども・親等の家族や，当人にとって大切な人を失うことである。また，住居・職場・仕事・生計の喪失だけではなく，自尊心やアイデンティティの喪失，未来への希望の喪失，あるいは自分を守ってくれるはずの力に対する信頼感の喪失も悲嘆や苦悩をもたらす（Raphael, 1986）。生まれ育った故郷の姿が変わり果ててしまうことも大きな喪失であるとされる（高橋，2014）。喪失への悲哀にはじまり，内的な作業により失った対象を内在化していく心理的過程を，フロイト（Freud, S.）は mourning work として記した。小此木（1979）はこれを死別の場合に「喪の仕事」，生き別れの場合は「悲哀の仕事」として位置づけた。ボウルビィ（Bowlby, 1980 黒田・吉田・横浜訳 1991）は悲哀の過程を，①急性の不安や当惑，②喪失への抗議と否認，③喪失を認めて陥る抑うつと絶望，④古い対象からの離脱と新しい対象の発見，の四段階に区分した。体験の直後は，ショックで無感覚状態となることが多い。続いて「そんなはずはない」という否認や「なぜ自分にそんなことが起こらなければならないのか」という怒りが現れる。次に「希望を失ってしまった」という絶望が訪れる。この時期には抑うつと身体への反応がみられる。そして，失った対象を心の中に生かしていくことで，喪失の悲しみを受け入れ，新たな人生を歩むという受容の過程が続く。これらの感じ方には個人差があり，必ずしもこの順でプロセスが進むわけではない。公認心理師は，故人にちなむ記念日や命日などに起こる**記念日（命日）反応**（anniversary reaction），時期遅れの喪（delayed mourning）にも注意しながら，被災者の感じ方や考え方を尊重し，寄り添うことが重要である。死別などの悲嘆反応が長引いている場合はグリーフケア（grief care）の専門家の援助が必要である。

2　災害時における心理学的支援の展開

2-1　心理的応急処置（サイコロジカル・ファーストエイド）
心理的応急処置（サイコロジカル・ファーストエイド）（psychological first aid：

PFA）は深刻で危機的な出来事が起きた際に，人道的かつ実際に役立つ援助を提供するための方法である。PFA は世界保健機関（World Health Organization），戦争トラウマ財団（War Trauma Foundation），ワールド・ビジョン・インターナショナル（World Vision International）の 3 機関の協働で作成されている。複数の政府機関や支援団体から推奨され，現在では30以上の言語に翻訳されている。災害被災地域や紛争地域などで支援を展開する実践家の合意をもとにプログラムが組まれており，危機的な状況で活動するあらゆる支援者に役立つ内容となっている。PFA を日本で普及するための指針として，①被災者や地域の回復を阻害しないこと（**Do No Harm の原則**），②他の支援活動や支援者を尊重し，連携と調和を心がけること，③現地の文化にあった礼節を守ることが定められている。PFA の活動原則は **P＋3L** である。すなわち「**準備する**（prepare）」「**見る**（look）」「**聴く**（listen）」「**つなぐ**（link）」ことである。これらの活動原則は，①災害状況の理解と安全な現地への入り方，②被災者に寄り添いニーズを把握する方法，③被災者の実際に役立つ支援や情報へのつなぎ方の指針となる。災害支援に携わろうと考えている公認心理師は，PFA のマニュアル（ストレス・災害時こころの情報支援センター HP 参照）に目を通して「準備する」のはもちろんのこと，研修に参加することで，何を「見て」，どのように「聴き」，どういった支援に「つなぐ」のかを実践的に学んでおきたい。

2-2　各時期における心のケア活動

　1995年の阪神・淡路大震災以降，心のケア活動は災害対策の一環として注目されてきた。東日本大震災や熊本地震でも，多くの機関やボランティア団体・個人等によって支援活動が展開されたことは記憶に新しい。

　図 13-1 は心の回復の時間的経過である。「茫然自失期」には，被害や喪失に直面し茫然自失となる。「ハネムーン期（英雄期）」には，被災者同士の連帯や救援にあたった消防隊や自衛隊，医療従事者などが称賛されて，独特のあたたかい雰囲気に包まれる。「幻滅期」には，支援の終了や社会の関心が下火となり，被災者に倦怠感や孤立感が生じる。「回復期」には，復興に向けた具体的

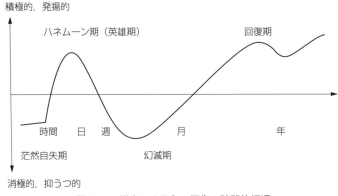

図 13-1　災害による心の回復の時間的経過
（出所）金（2013）をもとに筆者作成

な取り組みが始まりしだいに日常性が訪れ始める。公認心理師は被災者の心のあり方に個別性を尊重しながらも，このような各時期における被災者の心理的な特徴について知っておくことで，回復までの見通しと希望をもって支援に携わることができるだろう。

　災害時における心のケアについて時間の経過とともに述べたい。

初動期の活動（災害直後）

　ライフラインや公共交通機関などへの著しい影響，情報手段の寸断や制限が起きる。被災者は，興奮していたり，自分の身に何が起こったのか理解できず混乱してしまったりして，不安定な心理状態に陥る。これらの多くは非日常的な環境に対する正常な反応である。まずは**安心・安全の確保**が重要となる。命が助かった被災者の中には，自分が助かってしまったことに罪悪感を覚えて自責の念に苦しむ人もいる（**サバイバーズギルト**）。著しい興奮状態であったり，精神疾患の治療中である人は，医療機関や精神保健の専門機関や後述する DPAT などの対応が必要となる。子どもやお年寄り，発達障害・知的障害・身体障害を抱える被災者，妊産婦などの災害弱者・災害要援護者には特別の配慮が必要である。外国人（旅行者）も支援から取り残されやすい。

早期の活動（1週間〜1か月頃）

　水や食料などのライフラインの支援が充足し始めると，避難所などで被災者同士の間に連帯感が生まれる。この時期は，支援の充足や災害を生き延びたという喜びから精神的高揚が起こりやすいといわれている。反面，過労や避難生活によるストレスも蓄積していく時期である。この時期のストレスケアは睡眠や休息，プライバシーの確保の仕方について一緒に考えるのがいいだろう。呼吸法，身体の力を抜く漸進的筋弛緩法などのリラクゼーションが推奨される。被災者の体験を聴きだすこと（**デブリーフィング**）は回復を妨げてしまうので禁忌である。被災者や支援者からトラウマ体験を聴いてほしいという要望があれば専門機関につなぐ。

中期の活動（1か月〜6か月）

　ライフラインが確保され避難生活が落ち着き始める時期である。学校が再開され，仕事を再開する人が増える。一方，将来への不安や，なかなか進まない復興対策に対して，落胆や怒りなどの感情を抱きやすくなる。また，避難所や仮設住宅での**ドメスティックバイオレンス**や，アルコール依存などの問題が現れ始める。不眠不休で活動にあたった医療関係者・行政担当者などの**バーンアウト**（**燃え尽き症候群**）が起こりやすい時期でもあるため，**支援者のストレスケア**が必要である。

災害復興期の活動（6か月〜数年）

　災害による混乱から地域社会が「日常」を取り戻しつつある時期である。一方で，社会生活を営むうえでの問題が顕在化しやすく被災者の回復の二極分化が起こりやすい時期である（図13-2）。将来の見通しが立たない不安や苛立ちから不眠が出現したり，トラウマ反応が遷延化してPTSD症状を呈する人もみられる。学校や地域などでの**子どもの心のケア**や，高齢者・単身生活者などの**孤立への支援**が課題となる。

　いずれの段階においても支援者側が提供したい支援ではなく，被災者が求めている支援を適切に理解して提供する。また「カウンセリング」「PTSD」などの専門用語の使用には慎重になる必要がある。つねに穏やかな姿勢で，被災

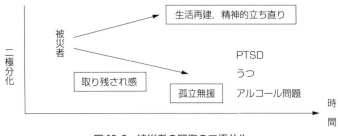

図13-2　被災者の回復の二極分化
（出所）金（2013）をもとに筆者作成

者の心情や価値観，自己決定を尊重することが大事である。

2-3　中長期支援──災害復興期の心理支援

　災害復興期には，地域全体の復興が優先され，個人の問題は忘れ去られて，あいまいになり見えにくくなったり，個別化し格差が広がっていく（金,2013）という特徴がある。筆者は東日本大震災において，主に教育の現場から子どものトラウマケアにかかわった。中長期支援に携わった者の責任として，復興期の支援の重要性を挙げておきたい。阪神・淡路大震災や東日本大震災にみるように，被災地は復興のために数十年という長い時間を担う。そこで生活する方にとっての喪失や日常生活ストレスは今なお大きい。この時期には，孤立や孤独の問題や，被災地とそれ以外の地域との温度差・格差，**災害の風化**といった様々な社会課題が起こりやすい。1月17日，3月11日という特別な日をどのように迎えて今後につなげていくかを，私たちは考え続ける必要がある。そして，災害後の困難な環境を生きる子どもたちの発達には，心の拠り所・相互交流の場・創造的な遊びの場が不可欠である。不安定な環境の中で子育てを行う親の支援も大きな課題である。近年，被災地から他地域へ避難してきた被災者の生活や，心の健康を支える**避難者支援**も重視されている。

　災害の歴史を紐解くと，三陸沖津波のように同じ地域が繰り返し被災している場合も少なくない。地域の文化を丁寧に調べると，岩手県大船渡市綾里地区における熊谷励らによる演劇「暴れ狂った海」（中央防災会議，2011）のように，

その地域固有の防災のあり方を「伝承」の形で伝えている場合も多い。公認心理師は，このような地域のもつ資源（リソース）に注目し，その地域のあり方，将来への橋渡しを視野にいれた息の長い支援を心がける必要がある。今，「個」へのかかわりだけではなく，地域の防災教育や災害に強いコミュニティづくり，学校での心のサポート授業や語り継ぐ防災教育など，教育や福祉，地域との連携による「集団」での心理社会的支援が求められている。

3　DPAT（災害派遣精神医療チーム）

3-1　DPAT 災害派遣精神医療チームの概要

DPAT（災害派遣精神医療チーム：Disaster Psychiatric Assistance Team）は「自然災害や航空機・列車事故，犯罪事件などの大規模災害などの後，被災地域に入り，精神科医療及び精神保健活動の支援を行う専門的なチーム」のことである（大鶴，2014）。2013年，厚生労働省では「災害時こころの情報支援センター」などと協議して DMAT（災害派遣医療チーム）を参考に名称や定義を定めた。近年では熊本地震（2016）をはじめ，平成30年7月豪雨（2018），令和元年東日本台風（2019），新型コロナウイルス感染症によるクラスター対策（大鶴，2021）などの派遣実績がある。

DPAT は以下の DPAT 活動三原則 をもとに支援を展開する（厚生労働省委託事業 DPAT 事務局「DPAT 活動マニュアル」）。

①自己完結型の活動（self-sufficiency）は，「移動，食事，通信，宿泊等は自ら確保し，自立した活動を行うこと。また自らの健康管理（精神面も含む），安全管理は自らで行うこと」である。②情報の積極的共有（share）は，「被災・派遣先自治体の災害対策本部や担当者，被災地域の支援者，および他の保健医療チームとの情報共有，連携を積極的に行うこと」である。③名脇役であれ（support）は，「支援活動の主体は被災地域の支援者である。地域の支援者を支え，その支援活動が円滑に行えるための活動を行う」とすることである。

また，DPAT 都道府県調整本部（本部長は精神保健指定医）は，被災地域の

DPAT チームの活動を統括する。

3-2　DPAT 活動の実際

　災害発生当日から遅くとも48時間以内に **DPAT 先遣隊**が被災地域での活動を開始する。被災状況に応じて，都道府県の DPAT チームが数週間から数か月継続して支援を行う。DPAT の構成員は①精神科医師，②看護師，③業務調整員（**ロジスティクス**：logistics：連絡調整・運転等の医療活動を行うための後方支援全般を行う）である。現地のニーズや災害の様態に応じて精神保健福祉士，公認心理師などを含む。活動には，DMAT や厚生労働省が派遣を行う心のケアチーム，DHEAT（災害時健康危機管理支援チーム）など他の支援団体との連携が必須である。

3-3　DPAT における公認心理師の役割

　筆者は熊本地震において DPAT 活動に携わった。筆者のチームは，①精神保健指定医，②看護師，③ロジスティクス，④精神保健福祉士，⑤臨床心理士（公認心理師）の 5 名構成であった。公認心理師は DPAT の構成員として定められていない。しかし，実働面では公認心理師が DPAT 活動に貢献できる役割は大きい。DPAT 隊では，各職種が専門的知識と技能・経験を有しながらも，それを前面に押し出すことなく「脇役」として被災者と現地の支援者の活動を支える。野村（2019）は DPAT における公認心理師の役割について「自分が所属する組織，支援システム，を理解し，適宜報告相談することは，平時の病院臨床の中で行っていることと共通している」と述べている。公認心理師に期待される役割は，多職種の連携を円滑にし，チームとしての機能を最大限に発揮させることにあるのではないだろうか。

　実際の支援活動において，公認心理師は保健所や避難所などでの多様なミーティングに参加することも多い。現地のニーズによって，被災者の戸別訪問を実施することもある。このような局面では，公認心理師としての見立てがチームとしての方針に生かされることもある。いかなる状況においても，公認心理

師のアセスメントは，思慮深く被災者の心に寄り添うものでありたい。

4　支援者のケア

4-1　支援者の心構え

　災害支援はしばしば「**セルフケアに始まりセルフケアに終わる**」といわれる。支援者のケアは災害支援において最も重要な課題の一つである。災害現場は混沌としており，それは私たちの常識をはるかに超えるものである。支援者はあらゆる事態を想定して心身の健康管理に責任をもって取り組む必要がある。

　第一に，「支援に行く前の準備を整える」。支援者自身の健康管理を整え派遣に備える。家族がいる場合は緊急時の連絡方法などを話し合っておく。常備薬，気候対策，携行物資や機材，非常時の食料など必要な携行品をリストアップするとよい。心を休めるために，音楽を聴くためのツールを携行する支援者も多い。

　第二に，「支援対象地域の情報について知る」。支援対象地域の特徴や被災の状況（災害の規模や被害状況，経過，災害が継続しているかどうかなど）を十分に調べておく。公的機関・交通・アクセスの方法は自身で調べるのが原則である。また，すでに現地で活動している団体や個人から必要な情報を得られるよう，日頃から被災者支援の研修会に参加するなどしてネットワークを築いておきたい。

　第三に，「支援者は二次受傷者となりえる」。被災地は混乱しており，ストレスの高い状態が続く。支援者も精神的なバランスを崩し心身の変調をきたすこともある。自然の圧倒的な猛威の前では，人智が及ばないことに無力感を感じることもあるだろう。また，支援者は被災者の話を真摯に受け止めることで，ともに傷つく。これを支援者の**二次受傷**という。

4-2　支援者の燃え尽きを防ぐには

　支援者の燃え尽きを防ぐためには，支援者自身が十分に支援されていると思

える環境を整えることが重要である。ロモ（Romo, 水澤訳 2011）（原著は1995年）は，燃え尽きを防ぐ三原則について述べている。①相棒をつくる，②自分の限界を知る，③ペースを守る，の３点である。災害影響下では，気分の高揚やイライラなどの自身の心の変化に気づきにくい。相棒をつくりペアを組むことで，問題により早く対処できるようになるだろう。支援終了後，日常生活に戻っても，不眠やイライラが続いたり，アルコール摂取量が多くなったとすれば，専門家の援助が必要なサインである。筆者も，災害支援中は同僚や災害支援の経験のあるスーパーバイザーなどの後方支援に勇気づけられてきた。今後は災害支援に携わる公認心理師同士の**セルフヘルプグループ**も支援者の支えとして有効だろう。

4-3 今後の課題

　私たちの生活する日本は，災害という非日常的な体験がすぐ隣りにある国である。大規模災害への危機感は強く，平時からの支援体制づくりは必須である。災害後の心理学的支援に関して多くの知見が紹介されてきたが，複雑性 PTSD や，いくつもの要因が重なり喪失の悲しみが遷延化する複雑性悲嘆（complicated grief），行方不明の家族などへの複雑で長期にわたる喪であるあいまいな喪失（黒川，2019）へのケアについては，さらなる理解とあたたかく息の長い支援が必要である。中長期にわたるケアには，阪神・淡路大震災や東日本大震災，熊本地震などでのこれまでの経験をもとに，新たな援助技術の構築や支援の継続が必須である。公認心理師には，職能集団としての国民や地域社会への貢献，長期的展望の下での組織的な支援，人材育成と迅速な派遣体制の整備が期待される。

❖考えてみよう

　もし，あなたが集中豪雨による土砂災害の「被災者」になり住む場所を失ったとしたら，必要なものは何だろう。あるいは「支援者」として被災地に行くときにはどのようなものが必要になるだろう。五つずつ書き出してみよう。

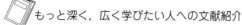もっと深く，広く学びたい人への文献紹介

白川 美也子（2016）. 赤ずきんとオオカミのトラウマ・ケア――自分を愛する力を取り戻す―― アスク・ヒューマン・ケア

　　☞物語仕立てで，トラウマ記憶の仕組み，回復のプロセス，支援の原則や症状への対応などについて丁寧に解説されている。災害支援についてもふれられており，トラウマケアに興味のある入門者の最初の一冊に薦めたい。

ヴァン・デア・コーク，B.　柴田 裕之（訳）（2016）. 身体はトラウマを記録する――脳・心・体のつながりと回復のための手法―― 紀伊國屋書店

　　☞災害に限らず，戦争，虐待，犯罪などのトラウマの実態とその回復の道のりについて，豊富な研究例と世界的な第一人者の見識をもとに書かれた大作。トラウマケアについて網羅されており，より専門的に学びたい人に薦めたい。

引用文献

Austin, L. S.（1992）. *Responding to Disaster: A Guide for Mental Health Professionals.* Washington D.C.: American Psychiatric Press, Inc.
　（オースティン，L. S.　石丸 正（訳）（1996）. 災害と心の救援　岩崎学術出版社）

Bowlby, J.（1980）. *Loss: sadness and depression*（Attachment and Loss, Vol. 3）. New York: Basic Books.
　（ボウルビィ，J.　黒田 実郎・吉田 恒子・横浜 恵三子（訳）（1991）. 母子関係の理論Ⅲ：対象喪失　岩崎学術出版社）

中央防災会議（2011）. 東北地方太平洋沖地震を教訓とした地震・津波対策に関する専門調査会報告

厚生労働省委託事業 DPAT 事務局 DPAT 活動マニュアル　https://www.dpat.jp/（2021年 9 月14日閲覧）

服部 祥子・山田 冨美雄（1999）. 阪神・淡路大震災と子どもの心身――災害・トラウマ・ストレス―― 名古屋大学出版会

法澤 直子（2017）. 何をやるかよりも何をやらないか――災害後の学校コミュニティへの支援を考える―― ブリーフサイコセラピー研究，*26*(2)，46-50.

伊藤 義徳（2011）.「絆」をタスキに――岩手県学校支援カウンセラー活動報告―― 発達，*128*，42-48.

金 吉晴（2013）. 心的トラウマの理解とケア　第 2 版　じほう

近藤 毅・平安 明・野村 学・前栄平 勉・城間 清一・伊禮 壬紀夫・大城 壮彦・仲本 晴男（2014）. 災害時におけるこころのケア活動マニュアル　沖縄県

黒川　雅代子（2019）．あいまいな喪失と家族のレジリエンス──災害支援の新しいアプローチ──　誠信書房

内閣府（2010）．平成22年版防災白書

中井　久夫（2011）．復興の道なかばで──阪神淡路大震災一年の記録──　みすず書房

野村　れいか（2019）．病院で働く心理職──現場から伝えたいこと──　日本評論社

小此木　啓吾（1979）．対象喪失──悲しむということ──　中央公論新社

小此木　啓吾（2004）．対象喪失とモーニング　小此木　啓吾・深津　千賀子・大野　裕（編）　心の臨床家のための改訂精神医学ハンドブック（pp. 142-156）創元社

大鶴　卓（2014）．琉球病院での災害精神医療の実践──心のケアから DPAT へ──　沖縄県臨床心理士会

大鶴　卓（2021）．沖縄県のクラスター精神科病院・施設の DPAT 活動とメンタルヘルスケア　日本精神科病院協会雑誌，*40*(12)，30-36.

Raphael, B.（1986）．*When disaster strikes: How individuals and communities cope with catastrophe*. New York: Basic books.
（ラファエル，B.　石丸　正（訳）（2004）．災害の襲うとき──カタストロフィの精神医学──　みすず書房）

ロモ，D. L.　水澤　都加佐（訳）（2011）．災害と心のケア　アスク・ヒューマン・ケア

ストレス・災害時こころの情報支援センター　心理的応急処置（Psychological First Aid）　https://saigai-kokoro.ncnp.go.jp/pfa.html（2021年9月14日閲覧）

高橋　哲（2014）．東日本大震災のこころのケアはどうすすめられてきたか　岩手県沿岸南部教育事務所

渡部　友晴（2013）．巡回型カウンセラーによる心理支援活動　小俣　和義（編著）こころのケアの基本──初学者のための心理臨床──（pp. 183-188）　北樹出版

World Health Organization. Division of Mental Health.（1992）．*Psychosocial consequences of disasters: prevention and management*. Genève: World Health Organization.
（世界保健機関　中根　允文・大塚　俊弘（訳）（1995）．災害のもたらす心理社会的影響──予防と危機管理──　創造出版）

索　引

(＊は人名)

《監修者紹介》

川畑直人（かわばた　なおと）

京都大学大学院教育学研究科博士後期課程中退　博士（教育学）

William Alanson White Institute, Psychoanalytic Training Program 卒業

公認心理師カリキュラム等検討会構成員，同ワーキングチーム構成員

公認心理師養成機関連盟　理事・事務局長

現　在　京都文教大学臨床心理学部　教授　公認心理師・臨床心理士

主　著　『対人関係精神分析の心理臨床』（監修・共著）誠信書房，2019年
　　　　『臨床心理学——心の専門家の教育と心の支援』（共著）培風館，2009年　ほか

大島　剛（おおしま　つよし）

京都大学大学院教育学研究科修士課程修了　修士（教育学）

17年間の児童相談所心理判定員を経て現職

現　在　神戸親和女子大学文学部　教授　公認心理師・臨床心理士

主　著　『発達相談と新版K式発達検査——子ども・家族支援に役立つ知恵と工夫』（共著）明石書
　　　　店，2013年
　　　　『臨床心理検査バッテリーの実際』（共著）遠見書房，2015年　ほか

郷式　徹（ごうしき　とおる）

京都大学大学院教育学研究科博士後期課程修了　博士（教育学）

現　在　龍谷大学文学部　教授　学校心理士

主　著　『幼児期の自己理解の発達—— 3歳児はなぜ自分の誤った信念を思い出せないのか？』（単
　　　　著）ナカニシヤ出版，2005年
　　　　『心の理論——第2世代の研究へ』（共編著）新曜社，2016年　ほか

《編著者紹介》

古賀恵里子（こが　えりこ）

信州大学人文学部卒業

29年間の精神科病院での臨床経験を経て現職

現　在　大阪経済大学人間科学部　准教授　公認心理師・臨床心理士

主　著　『治療共同体実践ガイド』（共著）金剛出版，2019年
　　　　『聴覚障害者の心理臨床2』（共著）日本評論社，2008年　ほか

今井たよか（いまい　たよか）

京都大学教育学部卒業

現　在　医療法人社団ウエノ診療所　公認心理師

主　著　『シナリオで学ぶ心理専門職の連携・協働——領域別にみる多職種との業務の実際』（共
　　　　著）誠信書房，2018年
　　　　『対人関係精神分析の心理臨床——わが国における訓練と実践の軌跡』（共著）誠信書房，
　　　　2019年　ほか

《執筆者紹介》

古賀恵里子（こが　えりこ）編者，序章，第7章
　　大阪経済大学人間科学部　准教授

今井たよか（いまい　たよか）編者，序章，第8章
　　医療法人社団ウエノ診療所　公認心理師

宮城アトム（みやぎ　あとむ）第1章
　　浅香山病院臨床心理室　公認心理師・臨床心理士

馬場天信（ばば　たかのぶ）第2章
　　追手門学院大学心理学部　教授　公認心理師・臨床心理士・日本精神分析学会認定心理療法士・
　　KIPP認定精神分析的心理療法家

安藤美華代（あんどう　みかよ）第3章
　　岡山大学学術研究院社会文化科学学域　教授

永田雅子（ながた　まさこ）第4章
　　名古屋大学心の発達支援研究実践センター　教授

吉岡彩子（よしおか　あやこ）第5章
　　御池心理療法センター　セラピスト
　　認定NPO法人子どもの心理療法支援会　理事

厚坊浩史（こうぼう　ひろし）第6章
　　公益財団法人がん研究会有明病院腫瘍精神科　公認心理師

牧野友也（まきの　ともや）第9章
　　医療法人稲門会いわくら病院　公認心理師

小坂礼美（こさか　れみ）トピックス，第10章
　　滋賀県立精神保健福祉センター　公認心理師・臨床心理士
　　滋賀医科大学医学部附属病院　エイズ中核拠点病院相談員

椿野洋美（つばきの　ひろみ）第11章
　　医療法人明和会琵琶湖病院臨床心理室　公認心理師

伊藤　翼（いとう　つばさ）第12章
　　横浜市立大学付属市民総合医療センター精神医療センター　公認心理師・精神保健福祉士・臨床心
　　理士

諏訪賀一（すわ　よしかず）第13章
　　医療法人卯の会新垣病院地域医療部　公認心理師・臨床心理士

公認心理師の基本を学ぶテキスト⑯

健康・医療心理学
——ウェルビーイングの心理学的支援のために——

2022年6月1日　初版第1刷発行　　　　　　　　　〈検印省略〉

定価はカバーに
表示しています

監 修 者	川	畑	直	人	
	大	島		剛	
	郷	式		徹	
編 著 者	古	賀 恵	里	子	
	今	井 た	よ	か	
発 行 者	杉	田	啓	三	
印 刷 者	田	中	雅	博	

発行所　株式会社　ミネルヴァ書房

607-8494　京都市山科区日ノ岡堤谷町1
電話代表　(075)581-5191
振替口座　01020-0-8076

創栄図書印刷・藤沢製本

ISBN978-4-623-08717-4
Printed in Japan

公認心理師の基本を学ぶテキスト

川畑直人・大島　剛・郷式　徹 監修

全23巻

A 5 判・並製・各巻平均220頁・各巻予価2200円（税別）・＊は既刊

ミネルヴァ書房

https://www.minervashobo.co.jp/